Andrea Länger

Das Lebenslust-Prinzip

Andrea Länger

Das Lebenslust-Prinzip

Praktische Strategien für Frauen mit Krebs

KREUZ

www.kreuz-verlag.de

Umschlaggestaltung: Agentur R.M.E. Eschlbeck/Hanel/Gober
Umschlagmotiv: © Getty Images
Autorenfoto: © privat

Satz: de·te·pe, Aalen
Herstellung: CPI – Clausen & Bosse, Leck

Gedruckt auf umweltfreundlichem, chlorfrei gebleichtem Papier
Printed in Germany

ISBN 978-3-7831-3478-0

Inhalt

Liebe alles, lebe alles und lache über alles.

Vorwort

»Durch den Krebs fürs Leben lernen« ist das Motto dieses Buches. Krebs ist heute kein Todesurteil mehr. Die mit dem Krebs verbundenen schwierigen Situationen und Gefühle sind die größte Herausforderung für Sie als Betroffene. Nach der Diagnose Krebs ist vieles schlagartig anders. Ihre private und berufliche Lebenssituation stellt sich plötzlich völlig verändert dar. Angst, Schmerz, Wut, Traurigkeit, Einsamkeit und Überforderung tauchen immer wieder auf. Sie kämpfen sich durch anstrengende Therapien, Arztgespräche und schlaflose Nächte. Neben der Krankheit müssen Familie, Kinder, Freunde, Partnerschaft, Job und Haushalt auch noch gemeistert werden.

Die Medizin bietet engmaschige Therapien, Behandlungen, Kuren und Nachsorge. Doch mit der emotionalen Verarbeitung und Integration einer Krebserkrankung in ein »normales« Leben danach stehen Sie alleine da. Während dieser Zeit fehlt oft das Vertrauen in die eigene Intuition sowie die Orientierung und das Wissen, wie das Leben neu gestaltet werden kann. Krebs wird heute vielfach als Lebenskrise und als Chance begriffen. Frauen reflektieren ihr bisheriges Leben, werden zu verantwortungsbewussten Patientinnen und gestalten ihr Leben nach einer Krebserkrankung oft bewusst neu.

Wie kann dies gelingen? Welche Stärken haben Sie? Wie überleben Sie den Krebs und bleiben gesund? Welche Strategien, Übungen, Rituale unterstützen Sie bei der emotionalen Bewältigung? Was können Sie für Ihre seelische Heilung tun?

Auf diese Fragen finden Sie in diesem Buch Antworten und Anregungen.

Heilung ist das Ziel. Doch was ist Heilung? Wann sind wir geheilt? Jede Frau hat ihre eigene Geschichte und geht ihren individuellen Weg. Heilung benötigt über die körperliche Gesundheit hinaus auch eine Seelenbehandlung. Achtsam und selbstverantwortlich das eigene Leben in der Zukunft gestalten – unabhängig davon, wie diese Zukunft aussieht und wie lange sie dauert – ist der Anfang. Heilung bedeutet, zu vertrauen lernen, sich über sich selbst bewusst zu werden und die Verantwortung für das eigene Leben voll und ganz zu übernehmen. Dies gilt für mich noch immer, auch zehn Jahre nach meiner eigenen Erkrankung.

Dieses Buch zeigt Ihnen, was Sie für Ihre Selbstheilung tun können, was in Ihnen steckt, welche Stärken Sie besitzen, welche Ressourcen Sie aus Ihrem Umfeld nutzen und wie Sie Ihr Leben neu gestalten können. In der Praxis erprobte Strategien, Übungen, Rituale und Tipps, die den am häufigsten auftretenden Situationen, Gefühlen und Herausforderungen zugeordnet sind, helfen Ihnen, Ihre Lebenslust (wieder) zu gewinnen. Sie können das Buch von vorne nach hinten, Seite für Seite lesen. Oder Sie gehen mithilfe des Inhaltsverzeichnisses zu dem Gefühl, mit dem Sie sich gerade befassen möchten. Oder schlagen Sie das Buch einfach irgendwo auf und lassen Sie sich nach dem Zufalls-Prinzip einen Lebenslust-Impuls für den Moment geben.

Lebenslust ist das Rezept. Die über 70 Lebenslust-Strategien in diesem Buch sind die Medizin. Finden Sie Ihre eigenen Lebenslust-Helfer und beginnen Sie, Ihr Leben neu zu gestalten. Lebenslust und Krebs – das passt zusammen, das ist lebenswichtig.

Alles Gute für Ihre Eigenheilung wünscht Ihnen

Ihre
Andrea Länger

1. Einführung

Immer mehr Menschen erkranken an Krebs, müssen damit leben und überleben eine Krebserkrankung. Die Gründe sind: Krebs wird heute durch verbesserte Untersuchungsmethoden früher erkannt. Die Menschen werden immer älter und Krebs betrifft viele ältere Menschen. Moderne Therapiemöglichkeiten tragen zu steigenden Überlebenschancen bei.

In Deutschland erhalten jährlich etwa 210 000 Frauen eine Krebsdiagnose, in der Schweiz und in Österreich sind es jeweils annähernd 17 000 Frauen. Knapp eine viertel Million Frauen sind also pro Jahr in Deutschland, Österreich und der Schweiz neu von Krebs betroffen. Hochgerechnet auf zehn Jahre müssen sich 2,5 Millionen Frauen der Diagnose Krebs stellen; sie lernen, mit dem Krebs zu leben, und hoffen auf ein Überleben.

Brustkrebs ist die häufigste Krebsart bei Frauen. Jährlich erkranken daran in Deutschland 60 000 Frauen. An zweiter Stelle liegt Darmkrebs mit etwa 36 000 Neuerkrankungen, an dritter Lungenkrebs mit über 13 000 Frauen pro Jahr. In der Reihenfolge der Erkrankungszahlen in Deutschland folgen Gebärmutterkörper-, Eierstock-, Haut-, Magen-, Harnblasen-, Bauchspeicheldrüsen-, Nieren- und Gebärmutterhalskrebs. Zu den selteneren Krebsarten bei Frauen gehören Non-Hodgkin-Lymphome, Leukämien und Schilddrüsenkrebs.

Moderne Früherkennungsuntersuchungen führen zu einem Anstieg der Krebsdiagnosen. Durch das flächendeckende Mammografie-Screening werden in Deutschland beispielsweise mehr Brustkrebstumore entdeckt als noch vor einigen Jahren. Gleichzeitig wird dadurch das Überleben vieler Frauen gesichert. Je früher ein Tumor entdeckt wird, desto höher sind die Überlebenschancen. Dies gilt für alle Tumorarten.

Die steigende Lebenserwartung erhöht zudem die Anzahl von Frauen mit Krebs. Im Alter über 60 Jahre steigt die Zahl der Neuerkrankungen bei Frauen rapide an. Krebs jedoch nur als Alterskrankheit zu sehen wäre fatal und wird der persönlich erlebten Dramatik einer Krebserkrankung als junge oder jüngere Frau nicht gerecht. Wer mit 50 oder 60 Jahren an Krebs erkrankt und den Krebs überlebt, hat noch Jahrzehnte mit dieser Erfahrung und möglichen Auswirkungen auf Körper, Geist und Seele zu leben.

Nicht wenige Frauen erkranken sogar doppelt oder mehrfach an Krebs – wohl auch, weil wir immer älter werden. Sie sind mehrfach mit der Diagnose, mit Fragen zur Lebensgestaltung und zur Lebensqualität konfrontiert. Krebsrückfälle und Metastasen fordern Frauen heraus, sich oftmals über mehrere Jahre oder sogar Jahrzehnte mit dem Krebs zu beschäftigen und so ganze Phasen des Lebens unter dem Eindruck dieser Krankheit zu erleben. Neben den körperlichen Herausforderungen sind auch die emotionalen Belastungen für die Betroffenen enorm. Krebs lässt sich nicht in einigen Wochen oder Monaten abhaken. Krebs ist immer ein einschneidendes Lebensereignis und erfordert auch eine seelische Bewältigung dieser Krise.

Die Verbesserung der Therapiemöglichkeiten in den letzten Jahrzehnten haben die Überlebensraten von Frauen mit Krebs wesentlich erhöht. Chemo-, Strahlen- und Hormontherapie sind heute Standard und sichern das Überleben vieler Betroffener. Auch setzen Frauen mit Krebs auf ein breites, nicht nur schulmedizinisches Wissen. Sie nutzen alternative Behandlungsmöglichkeiten und verfolgen Wege zur Stärkung Ihrer Selbstheilungskräfte. Psychoonkologische, biologische, psychosoziale, naturheilkundliche und ganzheitliche Therapieansätze werden von Frauen mit Krebs für ihr Gesundwerden und ihre Heilung ergänzend in Anspruch genommen.

Immer mehr Frauen sind in unterschiedlichen Lebensaltern und in verschiedenen Stadien von einer Krebserkrankung betroffen. Sie müssen sich mit Fragen zu ihrer Lebensgestaltung während der Behandlung und der Integration dieser Krise in ihr Leben »danach« auseinandersetzen. Frauen mit Krebs tun dies aktiv. Sie sind quasi Vorreiterinnen, was die Beschäftigung mit Sinn- und Lebensfragen betrifft. In Selbsthilfegruppen und geleiteten Gruppen, in Seminaren und Beratungsgesprächen sind Frauen in der Überzahl. Zahlreiche Initiativen, Vereine, Stiftungen und Organisationen in Deutschland, Österreich und in der Schweiz sowie weltweit wurden von Frauen (mit Krebs) gegründet. Die Palette ihres Engagements umspannt Forschung, Fortbildung, Beratung, Begleitung, Unterstützung für Familien und Kinder, Vorsorge, Nachsorge, Existenzsicherung, Leben mit Krebs, Sport, Bewegung, Ernährung, Selbstheilung, alternative Behandlungsmethoden bis zur Sterbebegleitung und Hospizbewegung. Verantwortungsbewusst und mitunter kritisch stellen sich Frauen ihrer Erkrankung und den Folgen für ihr Leben. Sie fordern Verbesserungen im Umgang mit Patientinnen sowie in der Kommunikation und der Wahrnehmung von Patientinnen. Frauen mit Krebs sehen sich selbst nicht als Opfer. Selbstbewusst und meist ehrenamtlich verbessern sie Therapiebedingungen, Früherkennung und Nachsorge sowie die psychosozialen Bedingungen für nachfolgende Krebspatientinnen.

Wenn sich immer mehr Menschen mit der Endlichkeit des Lebens auseinandersetzen (müssen), dann können wir alle daran wachsen und reifen. Wir können uns bewusst werden, was für unser individuelles Leben und unser Zusammenleben in der Gesellschaft wertvoll ist. Krebs ist die Chance, Themen wie Krankheit, Sterben und Tod zu integrieren, mit dem Ziel einer lebenswerten und sozialeren Gesellschaft, in der ein bewusstes Leben vor Krankheiten und vor dem Tod möglich ist. Wertediskussionen, Fragen zu Nachhaltigkeit, zum Umgang miteinander und mit unserer Umwelt sowie zur Erhaltung der Lebensqualität insgesamt, nicht nur bezogen auf die Krankheit, haben sich Frauen mit Krebs längst gestellt. Schneller, höher, weiter sind für uns keine Werte mehr. Dieses Bewusstsein haben Frauen durch den Krebs entwickelt. Der Krebs hält auch für unsere Gesellschaft ein Geschenk bereit.

Die Frage nach dem Nutzen und die Frage »Was würde fehlen?« wird in Therapiesitzungen und in Seminaren zur Persönlichkeitsentwicklung häufig gestellt. Was ist der Nutzen von Krebs? Was würde fehlen, wenn es die Krankheit Krebs nicht gäbe?

Fehlen würde vor allem der finanzielle Nutzen für die Pharma- und Medizinindustrie. Die Pharmaindustrie verdient mit Krebstherapien eine Menge Geld. Doch ist wirklich jede Chemotherapie, Bestrahlung oder Hormontherapie bei der einzelnen Frau notwendig? Oder ist der Einsatz dieser Therapien, bei denen der individuelle Nutzen für jede einzelne Frau nie hundertprozentig sichergestellt ist, nur der Versuch, die kollektive Angst vor Krankheit und Tod zu verdrängen? Die Pharmaindustrie verfügt bereits über Tests, mit denen vor der Therapie deren Wirksamkeit festgestellt werden könnte. Werden die Tests nicht eingesetzt, weil die Krankenkassen sie nicht bezahlen oder weil die Pharmaindustrie kein Interesse daran hat? Womöglich würde deutlich werden, dass viel weniger Frauen von einer Chemo-, Strahlen- oder Hormontherapie profitieren als bisher angenommen. Damit wäre auch eine Einnahmequelle für die Pharmaindustrie zerstört.

Was wirklich fehlen würde, wenn es Krebs nicht gäbe, wäre die Liebe, die Nähe, die Zuneigung und Aufmerksamkeit, die Fürsorge und Pflege, die Menschen mit Krebs und ihre Familien und Freunde sich gegenseitig geben und miteinander erleben. Von Krebs Betroffene, ihre Angehörigen und Freunde stellen sich und ihr Leben infrage, sie wenden sich einander zu, sie reden miteinander und zeigen ihre Gefühle. Durch Krebs entsteht ein Bewusstsein für sich und andere. Liebe zueinander und Verbundenheit miteinander werden sichtbar und erlebbar. In manchen Familien zum ersten Mal. Für manche Betroffene das erste Mal. Selbst Menschen, die den Krebs nicht überleben, lernen für ihr Leben und für ihr Sterben. Das kann für sie Heilung bedeuten. Erst am Ende ihres Lebens wird für manche erkennbar, dass der Krebs ihnen und ihren Angehörigen das Geschenk macht, sich verabschieden zu können.

Ängste haben, Schwäche zeigen, krank sein und sterben müssen stellt unsere Welt des schönen Scheins, des Traums vom perfekten Körper und des stets wachsenden Konsums infrage. Was uns fehlt, ist der Mut, zu unseren Ängsten und Schwächen zu stehen und darüber zu sprechen. Warum ist diese Angst vor Schwäche so groß? Ist es die Angst vor den Gefühlen? Davor, sich überhaupt Ängste eingestehen zu müssen? Wie lebendig sind wir, wenn wir nicht fühlen? Haben wir Angst vor dem Leben? In diesen vermeintlichen Schwächen liegt ein großes persönliches Entwicklungspotenzial. Diese Schwäche und schwierige Gefühle erleben Frauen durch den Krebs zwangsläufig. Sich diesen Gefühlen zu stellen ist die große Herausforderung – nicht nur für Krebskranke. Für diese ganz besonders, da durch den Krebs womöglich weniger Zeit zum Leben bleibt.

Mit sich selbst und den eigenen Gefühlen (wieder) in Verbindung zu treten, die eigene Gefühlssprache zu lernen, ist die Aufgabe für jede Frau mit Krebs und letztlich für jede von uns. So wie wir in Beziehungen eine eigene Sprache mit dem Partner oder der Partnerin entwickeln, so können wir die Kommunikation mit uns selbst einüben. Wer dies kann, dem fällt es leichter, Krebsbetroffenen offen und ehrlich zu begegnen und heikle Gefühle anzusprechen. Krisen und schwierige Lebensphasen lassen sich besser bewältigen, wenn wir uns unseren Gefühlen stellen. Krankheiten und das Sterben bedrohen uns dann nicht mehr so sehr. Im Gegenteil: Wir können durch unsere Verlust-, Todes- und Existenzängste, von unserer Angst vor dem Sterben ebenso lernen wie von unserer Wut, Panik, Verzweiflung, Ohnmacht, Traurigkeit und Trauer. Wir können durch den Krebs für unser Leben lernen: Liebe zu uns selbst, Vertrauen zu uns selbst, bedingungslose Liebe für andere, anderen Vertrauen schenken, Nähe und Verbundenheit zu dem Partner, den Angehörigen, Freundinnen, Freunden und Kollegen.

Mit Ihren Gefühlen und mit Ihrer Seele in Verbindung zu sein hilft Ihnen, sich selbst (wieder) zu vertrauen, Ihrer Intuition zu folgen, sich über Ihr Handeln bewusst zu werden und die für Sie richtigen Entscheidungen zu treffen. Darin liegt die große Chance für Sie und für andere.

2. Schwierige Situationen, Gefühle und Herausforderungen

Schwierige Situationen gibt es nach der Diagnose Krebs viele: den Schock verkraften, Arzttermine wahrnehmen, Termine koordinieren, die passende Therapie finden, Entscheidungen treffen, Familie, Partner, Kinder versorgen, Freundschaften pflegen, sich die Krankengeschichten und Tipps anderer anhören sowie festgelegte Nachsorgetermine einhalten.

Noch unter dem psychischen Schock stehend, ist die Terminmühle bereits in vollem Gange: Untersuchungen absolvieren, Operationen bewältigen, Schmerzen aushalten und lindern, Arztgespräche über Diagnosen, Befunde, schulmedizinische und alternative Behandlungsmethoden sowie deren mögliche Nebenwirkungen führen. Alle Termine und Gespräche sind von Unsicherheiten und Ängsten begleitet, sie kosten Kraft und Energie. Schon die Koordination der Vielzahl von Terminen erfordert ein eigenes Zeitmanagement, damit diese vereinbar bleiben mit Ihrem Familien- und/oder Berufsalltag. Die passende und wirksame Therapie auszuwählen, gleicht der Suche nach einer Stecknadel im Heuhaufen. Groß ist die Informationsflut von allen Seiten, die zu filtern und einzusortieren ist. Mehr zu wissen heißt nicht unbedingt, weniger Angst zu haben oder schneller zu einer Entscheidung zu kommen. Die Materie »Krebs« ist komplex, die Sprache zunächst fremd und unverständlich. Auch die zu erwartenden Nebenwirkungen der Therapien flößen Angst ein: Narben, Strahlenschäden, Haarausfall, Gewichtszunahme, um nur einige zu nennen. Die Komplexität und einhergehende Zukunftsängste können die Kommunikation mit Ärztinnen und Ärzten sowie mit Angehörigen und Freunden erschweren. Ratschläge, wie »Das wird schon wieder« oder »Sei froh, dass du gesunde Kinder hast« belasten zusätzlich anstatt zu trösten.

Sie müssen mitunter schnelle Entscheidungen treffen. Wenn Sie zum Beispiel vor der Frage stehen, ob Sie eine Brust wieder aufbauen lassen wollen und dafür eine Muskel- und Hauttransplantation in Kauf nehmen. Oder ob Sie einer riskanten Operation Ihre Einwilligung geben oder sich mit den Folgeschäden einer Strahlentherapie schriftlich einverstanden erklären sollen. Die Dimensionen dieser Entscheidungen können Ihnen zu schaffen machen und sie haben Folgen für Ihr künftiges Leben. Tage oder Wochen nach der Operation setzt die Gedankenspirale über die Frage »Was wäre, wenn ich wieder krank werde« ein. Diese Frage taucht auch regelmäßig vor Nachsorgeterminen auf. Sie sind strapaziös, weil sie Erinnerungen an eine Zeit wach rufen, die mit Schrecken verbunden ist und die Sie vielleicht gerade erst mühsam bewältigt haben.

Diese Situationen zu meistern, alles im Blick zu behalten, das Heute und Ihre Zukunft, sich selbst und Ihr Umfeld, wird Ihnen bereits kurz nach der Diagnose abverlangt. Aufmerksam zuhören, klar bleiben und wichtige Entscheidungen bewusst treffen ist für gesunde Menschen schon eine Herausforderung. In Ihrer aktuellen Situation kann es eine Überforderung sein.

Das Gefühlsleben während einer Krebserkrankung gleicht einer Achterbahnfahrt, vorerst ohne die Möglichkeit auszusteigen. Die Diagnose ist gestellt und hat das Leben in ein »Davor« und ein »Danach« geteilt. Im »Danach« gibt es keine Haltestelle und keinen Rückwärtsgang. Das Leben steht nun unter dem Vorzeichen vieler Ängste: vor dem Tod, vor dem Sterben, vor Schmerzen, vor einem langen Siechtum, vor körperlicher Verstümmelung, vor einem Rückfall, vor Metastasen, vor Einsamkeit, vor dem Verlassenwerden und so weiter. Das Gehirn entpuppt sich als regelrechte Angst-Erfindungsmaschine und füttert die

Angstliste immer wieder neu. Der Nährboden für die Ängste ist die eigene Ohnmacht gegenüber dem Krebs im eigenen Körper. Zu erleben, wie wenig Sie selbst noch steuern können, die Kontrolle über das eigene Leben zu verlieren und sogar den eigenen Gefühlen ausgeliefert zu sein – all dies überfordert. Schuldfragen, Panik, Verzweiflung und Verunsicherung machen sich breit. Der Lebensweg, das Berufsleben, Familienkonstellationen, Lebensentwürfe und Entscheidungen, die bisher als richtig galten, werden infrage gestellt.

Begleitet werden die Ängste von Wut: auf den Krebs, auf sich selbst und auf das Schicksal. Die Wut treibt Betroffene um, erzeugt innere Unruhe, staut sich an und führt immer wieder zu der Frage »Warum ich?«, »Was habe ich falsch gemacht?«, »Was hätte ich anders machen können?« und sogar »Für was werde ich bestraft?«. Der Umgang mit der Wut, sie zu spüren oder gar herauszulassen, ist für betroffene Frauen schwierig. Wütend und aggressiv sein ist für Frauen nach wie vor ungewohnt und wenig vertraut. Wege, mit der Wut umzugehen und mit ihr zu leben, müssen erst erlernt werden.

Vertrauter ist Frauen dagegen das Gefühl der Traurigkeit. Deprimiert sein, innerlich leiden und weinen passen besser in das weibliche Rollenverhalten – auch heute noch. Frauen erlauben sich eher zu trauern als zu toben. Traurig sein können Frauen still und heimlich für sich alleine, niemand bekommt ihre Gefühle mit, wenn sie es nicht wollen. Frauen mit Krebs berichten von mehr Todes- als Lebensgedanken, von Selbstaufgabe, Dünnhäutigkeit und Einsamkeitsgefühlen bis hin zu dem Gefühl, nicht mehr vollwertig, gleichberechtigt und keine »richtige« Frau mehr zu sein. Die Krebsdiagnose ist ein tiefer persönlicher Vertrauensverlust und mündet nicht selten in dem Vorwurf »Ich habe ja wohl bisher alles falsch gemacht«. Die Wucht dieser Gefühle und Gedanken kann Lähmung und Realitätsverlust hervorrufen. Depressive Verstimmungen,

Trauerphasen, Rückzug und Depressionen sind häufige Folgen.

Wie lässt sich mit all diesen Angst-, Wut- und Trauergefühlen umgehen, die durch den Krebs ausgelöst werden? Sie zu verdrängen, wegzudrücken und sich in die Depression zurückzuziehen hilft Ihnen auf Dauer nicht. Versuchen Sie, Ihre Gefühle im Leben »danach« wahrzunehmen und wenigstens teilweise zu spüren. Krebs ist keine rein körperliche Angelegenheit und Erkrankung. Ihr Geist und Ihre Seele werden nach der Diagnose voll beansprucht und benötigen für eine Heilung die gleiche liebevolle Aufmerksamkeit wie Ihr Körper.

Zu schwierigen Situationen und Gefühlen gesellen sich noch einige Herausforderungen im familiären, privaten und beruflichen Alltag. Die Welt »draußen« dreht sich weiter. Familienangehörige und Freunde wollen informiert, aufgeklärt und sogar beruhigt werden. Ihr Partner, Ihre Partnerin schlägt sich mit Verlustängsten herum, benötigt Aufmerksamkeit, möchte Sie unterstützen, Zeit mit Ihnen verbringen und diese Krise gemeinsam mit Ihnen überstehen. Am liebsten so schnell wie möglich. Kolleginnen und Kollegen wollen wissen, ob und wie es mit Ihnen weitergeht und wann sie wieder gesund an Ihren Arbeitsplatz zurückkehren.

Nicht selten gehen mit einer Krebserkrankung körperliche Veränderungen einher, die Sie akzeptieren und annehmen müssen. Dies betrifft Ihr Selbstbild ebenso wie Ihren Umgang mit den körperlichen und den persönlichen Veränderungen. Zeiten der Arbeitsunfähigkeit und hohe Therapiekosten können zusätzlichen Existenzdruck und finanzielle Sorgen bereiten. Schmerzen und unangenehme Beeinträchtigungen durch die Behandlung des Tumors stehen möglicherweise bevor. Hinzu kommen Nebenwirkungen von Therapien und Medikamenten, die Sie beeinträchtigen.

Betroffene Frauen wollen jeden zusätzlichen Stress und

jede weitere Anspannung vermeiden, da sie annehmen, der Stress habe zum Krebs beigetragen und sie müssten ab sofort alles richtig machen. Dies führt zu neuem Druck. Außerdem wollen sie die Krankheit Krebs nicht als Ausrede für eigene Befindlichkeiten benutzen und weiterhin belastbar und stark sein oder zumindest wirken.

Die Diagnose hat Sie aus Ihrer Umlaufbahn geworfen. Jetzt will das richtige Maß der Auseinandersetzung gefunden werden. Dies gelingt, wenn Sie sich auf Ihre Stärken besinnen und sich selbst treu bleiben. Finden Sie die zu Ihnen passenden Strategien, Ihren Körper, Ihre Seele und Ihren Geist ganzheitlich auf dem Weg der Heilung zu unterstützen. Unabhängig davon, wie dieser Weg für Sie aussehen mag, wohin er sie führt und wie lange er andauert. Es gibt nur einen Weg für Sie: Ihren persönlichen Weg der Heilung.

Schock

Die Handlungsfähigkeit betroffener Frauen ist durch den Schock der Diagnose anfangs oftmals eingeschränkt. Der Schock der Krebsdiagnose will zuerst verkraftet sein, ehe Sie mit Blick auf anstehende Operationen, Therapien und Entscheidungen handlungsfähig sind. Obwohl die Krebsraten steigen, rechnet niemand damit, mit dieser Diagnose konfrontiert zu werden. Es sind die mit der Krankheit verbundenen Annahmen, die traumatisierend wirken: »Krebs ist unheilbar«, »Wer Krebs hat, stirbt«, »Wer an Krebs erkrankt, ist selbst schuld«, »Krebs ist die Strafe für ein bestimmtes Verhalten«, »Diejenige hat etwas falsch gemacht«. Auch wenn diese Sätze widerlegt sind und Krebs heute kein Todesurteil mehr ist, beschäftigen diese Botschaften die meisten Betroffenen. Sie können den Schock verkraften, wenn Sie sich bewusst machen, welche Vermutungen Sie über Krebs haben. Gleichen Sie Ihre Vorstellungen mit der heutigen Realität von Krebspatientinnen, mit dem medizinischen Fortschritt und den vielfältigen Therapiemöglichkeiten ab.

Berücksichtigen Sie Ihre individuelle Diagnose und Prognose. Statistiken helfen Ihnen nicht, Ihre Überlebensprognose einzuschätzen. Sie wissen nicht, auf welcher Seite der Tabelle Sie stehen. Gehören Sie zu den 80 Prozent, die Ihre Krebsart überleben, oder zu den 20 Prozent, die daran sterben? Selbst wenn Sie zu den 20 Prozent gehören sollten, wissen Sie noch lange nicht, zu welchem Zeitpunkt. Irgendwann sterben wir alle. Dieses Wissen verdrängen wir nur zu gern. Durch den Krebs leben lernen könnte auch zu Ihrer Devise werden. Denn genau darin liegt das Potenzial einer Krebserkrankung. Ob Sie dieses Potenzial als eine Chance, eine Erlaubnis oder eine Notwendigkeit für die Reflexion über Ihr Leben annehmen, entscheiden Sie. Der Krebs schenkt Ihnen die Möglichkeit dazu. Sie können das Geschenk annehmen und sich fragen: Geht mein Leben in die richtige Richtung? Lebe ich wirklich ein Leben nach meinen Wünschen und Zielen? Wie soll es ab jetzt weitergehen? Was wünsche ich mir für den Rest meines Lebens? Die Diagnose Krebs ist ein Geschenk, weil wir meist erst an diesem Punkt in unserem Leben spüren, wie wenig wir uns bisher wirklich mit den existenziellen Fragen beschäftigt haben und wie wenig sich unsere Antworten auf diese Sinnfragen in unserem Alltag widerspiegeln. Die Oberflächlichkeit des Funktionierens, des Leistungsdrucks und des materiellen Besitzes hat in unserem Leben meist die Oberhand. Das wissen wir unbewusst. In diese Wunde trifft der Diagnoseschock. Er erinnert Sie an Ihre Lebensaufgabe, Ihren Lebenstraum und Ihre Lebenswahrheit.

Die Überprüfung dieser Fragen benötigt Zeit, die Sie kurz nach der Diagnose vielleicht nicht haben, und sie ist der Anfang eines längeren Prozesses. Die Anzahl der Termine zu Beginn einer Krebserkrankung ist meist hoch und erlaubt nichts anderes, als zu funktionieren, einen Termin nach dem anderen zu überstehen und Neuigkeiten und Informationen immer wieder zu sortieren. Dass Sie keine

Zeit zum Nachdenken haben, kann auch gut für Sie sein. Ihre Lebensfragen können Sie später reflektieren.

Um jedoch den Schock zu verkraften, sollten Sie sich zumindest Zeit nehmen und sich mit Ihren Annahmen über Krebs auseinandersetzen. Die meisten Frauen ereilt die Schuldfrage spätestens, wenn sie mit der gesamten Gefühlspalette von Angst, Wut und Traurigkeit konfrontiert sind. Beschäftigen Sie sich mit den eigenen Gedanken und Bildern über Krebs. Gewöhnen Sie sich an Ihr neues Selbstbild einer »Krebspatientin« – auch wenn Ihnen das schwerfällt. So können Sie sich aus der durch den Schock entstandenen Lähmung wieder herausbewegen. Besinnen Sie sich auf Ihre bisherigen Überlebens-Strategien. So werden Sie wieder handlungsfähig und können im Laufe der Zeit die Diagnose Krebs annehmen.

Die Diagnose zu akzeptieren, Ihre Situation anzunehmen, wie sie ist, kann Ihre Heilung frühzeitig unterstützen. Der Brief einer Krebspatientin an ihren Therapeuten bringt dies auf den Punkt:

> »In der Zeit zwischen Diagnose und Operation war ich einige Male bei Ihnen und ich habe sehr, sehr lange Zeit davon gezehrt. Sie waren es, dem es gelang, dass ich meine Krankheit akzeptieren konnte. Ein ganz wichtiger erster Schritt zur Heilung, denn ich ging mit positiven Grundgedanken in die Klinik und war fest von meiner Heilung überzeugt. Ich war so stark, dass ich selbst meine Bettnachbarin noch mitziehen konnte. Ich hatte später noch oft Gelegenheit, mein Verhalten und meine Einstellung mit der anderer Frauen zu vergleichen, und stellte fest, dass ich vielen weit voraus war. Während andere noch mit der Frage ›Warum gerade ich?‹ haderten, habe ich mir zum einen diese Frage nie gestellt und zum anderen bereits an meiner auch seelischen Genesung gearbeitet. Den Startschuss hierfür und vor allem für meine positive Grundeinstellung zur Krankheit habe ich von Ihnen erhalten. Das war die

Basis für alles, was danach kam. Ich bin glücklich (auch wenn ich jetzt, aufgrund der Rückschau, weinen muss). ... Ich sende Ihnen ganz herzliche Grüße verbunden mit einem großen Dankeschön für Ihre Arbeit an meiner Seele!«

Beziehen Sie Ihr gewohntes und persönliches Umfeld in die Bewältigung der Diagnose mit ein. Sprechen Sie vor allem mit den Menschen aus Ihrer Familie, Ihrem Bekannten- und Freundeskreis, von denen Sie annehmen oder wissen, dass sie mit Hiobsbotschaften umgehen können. Meiden Sie Menschen, die auf Ihre Nachricht selbst geschockt reagieren und damit bewirken, dass Sie Ihre eigene Situation relativieren und Sätze wie »Es ist gar nicht so schlimm« sagen. Sie sind diejenige, die Zuspruch, Ermutigung und Trost benötigt, am besten von Menschen, die in der Lage sind, Ihnen diesen Halt zu geben. Menschen, die Kraft und Stärke dafür haben, Sie zu begleiten, und bereit sind, schwierige Situationen mit auszuhalten. Die nicht in Tränen ausbrechen und nur sich selbst bemitleiden, weil sie eine Frau, Freundin, Mutter oder Tochter haben, die an Krebs erkrankt ist. Menschen, die selbst an Krebs erkrankt waren, die Erkrankung überlebt und sich damit auseinandergesetzt haben, haben oft den Mut und die Klarheit, sich einer solchen Situation zu stellen. Von Krebs Betroffene können meist ohne Tabus und ohne Ängste zuhören und mit Ihnen im Gespräch bleiben. Suchen Sie sich solche Verbündete.

Im Hier und Jetzt zu bleiben – vor allem gedanklich – können Sie in der Schockphase zusätzlich trainieren. Sie sind noch am Leben, Sie atmen noch, Sie sind noch da. Momentan bietet sich keine Fluchtmöglichkeit für Sie. Nur die Möglichkeit, sich mit Ihren eigenen Strategien und mit Gesprächen zu entlasten. Hilfreiche Übungen, um im Hier und Jetzt zu leben, finden Sie im Kapitel Lebenslust-Strategien. Wenn Sie es immer wieder schaffen, in den jetzigen Moment zurückzukehren und im Hier und

Jetzt zu leben, können Sie entspannen und zur Ruhe kommen. Sie lernen, mit der Diagnose Krebs in der für Sie richtigen Art und Weise umzugehen. Das ist Voraussetzung, um sie anzunehmen.

Meine Art, den Schock zu verkraften, war, das Wort »Brustkrebs« ganz oft auszusprechen, um es überhaupt »wahr«zunehmen und als die Wahrheit anzunehmen. Denn nach der Mitteilung des Arztes »Ich habe eine schlechte Nachricht für Sie: Verdacht auf Brustkrebs« fühlte ich mich tagelang wie unter einer Nebelglocke. Grundsätzlich fühlte ich mich nicht anders als vor der Operation und vor der Mitteilung des Arztes. Der Krebs war ja nicht zu spüren, nur ein Knoten, und der sollte, zumindest nach den Befunden, harmlos sein. Nach einer ambulanten Operation und einer Woche Arbeitsunfähigkeit sollte alles erledigt sein. Plötzlich Krebs. Schlagartig war alles anders. Ich fing an, zynische Witze über Krebs zu machen, um irgendwie zu reagieren, und sprach von meinem bevorstehenden letzten Geburtstag und von den Inhalten meiner Grabrede. Was den Schrecken in meinem Umfeld nur vergrößerte. Das Schlimmste annehmen war eine meiner Strategien. Vielleicht, um möglichst positiv überrascht zu werden, wenn ich den Krebs überleben sollte. Das Gefühl des »Danach« war sofort spürbar, und alles was ich jetzt tat, stand unter einem anderen Stern.

In den Wochen nach meiner Diagnose traf ich mich häufig mit meinen Freundinnen. Ich prüfte, wie es »danach« war, ob ich in den Beziehungen noch »dieselbe« war, ob die Freundschaften die Schocknachricht aushielten oder es hier auch ein »Danach« gab. Wenn ich Freundinnen und Freunden, Familie, Kolleginnen und Kollegen sagte, dass ich Krebs habe, löste ich damit bei ihnen einen Schock aus. Nun war ich diejenige, die den Psychoschock verbreitete, und kein Arzt. Ich konnte ihren Gesichtern die Ohnmacht ablesen. Ich musste Fragen über Fragen beantworten, um sie zu beruhigen. Schlagartig fühlte ich mich als

»die andere« und nicht mehr zu den Gesunden gehörig. Manchmal hatte ich sogar das Gefühl, der Krebs sei ansteckend, so ablehnend empfand ich manche Reaktion. Ich wollte mich weiter in der Rolle als Freundin, als Kollegin, als Frau, als Andrea und nicht als Krebspatientin erleben.

Nächtelang lag ich wach, wälzte mich hin und her und hatte Albträume: Mein Haus wurde von Gangstern mit Gewehren überfallen. Ich kämpfte wild und konnte nach einem Giftgasanschlag auf mein Haus in die Gartenlaube entkommen. Ich setzte mich in einen Sportwagen und holte die Polizei. Die ließen sich Zeit. Meine Familie war noch im Haus. Als das Polizeiaufgebot an meinem Haus ankam, waren die Gangster weg. Doch mein Haus war von vielen dubiosen Typen belagert. Dass dieser Belagerungszustand monatelang anhalten würde, und zwar nicht nur nachts in meinen Träumen, wurde mir erst im Lauf der nächsten Wochen klar, als mir mein Onkologe die Pläne für die bevorstehenden Chemo-, Strahlen- und Hormontherapien unterbreitete. Das Gefühl des »Danach« wurde mir von medizinischer Seite immer wieder bestätigt. Die »Gangster« blieben bei der Diagnose. Mir wurde immer klarer, ich musste mich irgendwie mit dem Krebs anfreunden oder zumindest lernen, damit zu leben. Wie es schien, die nächsten Jahre meines Lebens. Die Hormontherapie sollte fünf Jahre, also bis zu meinem 39. Geburtstag dauern.

Ängste

Die Schockphase geht vorbei und die Ängste kommen. Die schlechte Nachricht zuerst: Die Ängste bleiben eine Weile, sie können sogar zum Dauergast werden. Die gute Nachricht: Es gibt Strategien, mit ihnen umzugehen, mit ihnen zu verhandeln und sie wieder zu verabschieden.

Die Schamanen der Huichol-Indianer, einem der ältesten Stämme Mexikos, sagen, dass unsere Angst daher kommt, dass wir nicht in der Lage sind, wirklich zu sehen, was um uns ist. Das beschreibt es gut. Wenn wir wirklich sehen würden, was wirklich um uns ist, anstatt stets aufs Neue den Horrorfilm »Ängste« in unserem Kopf anzuschauen, würden unsere Ängste weniger werden.

In der Krise Krebs können Ihre Ängste zeitweise so viel Raum einnehmen, dass Sie nur noch damit beschäftigt sind, diese einzudämmen und zu verdrängen. Möglicherweise wenden Sie viel Energie dafür auf, Ihre Angstgefühle nicht wahrzunehmen und ihnen auszuweichen. Das ist anstrengend. Zu sehen, »was wirklich um Sie ist«, heißt, Ihre Ängste nicht zu leugnen oder zu ignorieren, sondern sich einzugestehen und sich zu erlauben, ängstlich zu sein. Ihre Ängste sind Gefühle, die von Ihrem Denken beeinflusst sind. Das ermöglicht Ihnen, sich zu entscheiden, wie stark, wie sehr Sie sich von ihnen beeindrucken lassen und wie Sie mit ihnen umgehen wollen. Sie können die Verantwortung dafür übernehmen, wie viel Platz Ihre Ängste in Ihrem Leben erhalten.

Körperliche Symptome von Angst sind erhöhte Aufmerksamkeit, geweitete Pupillen, Herzrasen, Schweißausbrüche, erhöhter Puls, höherer Blutdruck, Übelkeit, Schwindelgefühle, Muskelanspannung, flacher oder schneller Atem und Atemnot. Die Symptome sollen uns auf »Kampf« oder »Flucht« vorbereiten, wenn uns Gefahr droht. Diese physiologisch gesunden Reaktionen sicherten in früheren Zeiten unser körperliches und seelisches Überleben bei Bedrohungen von Außen. Unsere heutigen Lebensbedingungen machen einen körperlichen Kampf oder eine Vorbereitung unseres Körpers auf eine Flucht in diesem Maße überflüssig. Ihr Körper reagiert jedoch automatisch. Das können Sie nicht beeinflussen. Doch diese Symptome können Ihnen den Weg zu Ihren Ängsten weisen, bevor Sie überhaupt spüren, dass Sie Angst haben. Achten Sie daher auf Ihre körperlichen Symptome, wenn Sie Angst haben. Dann wissen Sie auch, dies sind keine neuen Krebssymptome, sondern Ausdruck Ihrer Angst.

Sie können Ihre Ängste wahrnehmen und sie benennen. Das beruhigt.

Neben der Konfrontation mit dem möglichen Tod ist die Tatsache, dass Sie durch die Krebstherapien und Ihre Nebenwirkungen körperliche Schmerzen aushalten müssen, belastend und Nerven aufreibend. Ihre Angst vor Schmerzen mag deshalb groß sein. Sie ist berechtigt, denn Sie werden mit körperlichen und seelischen Schmerzen konfrontiert werden. Gleichzeitig sind Sie diesen Schmerzen nicht ausgeliefert. Die Schulmedizin bietet viele Möglichkeiten der Schmerzbehandlung. Halten Sie Schmerzen nicht lange aus. Am besten gar nicht. Das bringt nichts, hilft Ihnen nicht bei der Heilung, sondern zermürbt nur. Wenn Sie Schmerzen haben, fragen Sie nach Medikamenten. Scheuen Sie sich nicht, so lange nach der richtigen Medikation zu fragen, bis Ihre Schmerzen gelindert sind.

Schmerzen können Ihre Ängste verstärken. Das sollten Sie wissen. Die Angst steigt, wenn nicht klar ist, woher Ihre Schmerzen kommen. Die Gründe für Ihre Schmerzen zu kennen hilft Ihnen, mit den Ängsten umzugehen und Klarheit zu erhalten. Harmlose Erkältungen, Verspannungen oder kleine Wehwehchen können Sie dermaßen verunsichern, dass Sie sofort an »das Schlimmste« denken. Die Ungewissheit schürt Ihre Angst vor einem Rückfall oder vor Metastasen. Gehen Sie zum Arzt und klären Sie die Ursache Ihrer Schmerzen ab. Lassen Sie sich bestätigen, dass Ihre Symptome harmlos und kein neuer Krebs sind. Das beruhigt! Dann können Sie mit Ihren Schmerzen und mit Ihrer Angst vor Schmerzen wieder angemessen umgehen.

Die Angst vor dem Sterben, die bei Betroffenen immer wieder auftaucht, meint eigentlich die Angst vor Schmerzen, vor einem Siechtum, vor dem körperlichen Verfall oder geistiger Verwirrung. Seien Sie beruhigt, wer an Krebs stirbt, ist (meist) bis zuletzt geistig wach. Der Aktionsradius engt sich beim Sterbenden ein. Sein Bewusstsein weitet sich jedoch. Elisabeth Kübler-Ross, Ärztin und

Expertin auf dem Gebiet der Sterbeforschung und Sterbebegleitung, hat dies eindrucksvoll in Ihren Büchern beschrieben und belegt. Unser Körper ist ihrer Meinung nach das Haus unserer Seele für dieses eine Leben. Sie beschreibt den Tod als einen Wechsel der Seele in einen anderen Seinszustand. Mehr nicht. Die Lektüre eines Buches von ihr kann Ihnen helfen, Ihre Angst vor dem Sterben zu verringern oder zu verlieren.

Haben Sie Angst vor Ihren Gefühlen und davor, Ihren Gefühlen ausgeliefert zu sein? Das ist verständlich. Sie haben allen Grund dazu, negative Gefühle wie Angst, Wut und Traurigkeit zu spüren. Jeder versteht das. Diese Gefühle gehören dazu. Vielleicht waren die Gefühle, die durch die Krebsdiagnose in Ihnen wachgerufen werden, schon lange in Ihnen vorhanden. Sie waren nur eingeschlossen. Heilung bedeutet, Ihre Seele zu heilen und sich Ihren zum Vorschein kommenden Gefühlen zu stellen. Ihre Gefühle weiter wegzusperren bedeutet, dass Sie sich Ihrer positiven Gefühle ebenso berauben. Glückshormone und Endorphine können dann nicht zu Ihrer Heilung beitragen. Das wäre schade. Lebenslust, Glücksgefühle und Freude sollen sich in Ihnen ausbreiten und Sie bei der Heilung unterstützen. Versuchen Sie so oft es möglich ist, den Endorphinspiegel in Ihrem Körper zu erhöhen. Das ist gesund.

Irritieren Sie manchmal die Äußerungen von Angehörigen, Kollegen, Eltern, Kindern oder Nachbarn? Hören Sie Botschaften zwischen den Zeilen, erahnen Sie etwas im Tonfall und erkennen Sie etwas in der Körpersprache? Solche nonverbalen Mitteilungen können verunsichern oder sogar verletzen. Der Grund dieser Irritationen kann sein, dass die anderen Ihnen gegenüber ihre Ängste nicht äußern wollen oder können. Mir ist es öfter passiert, dass mein Gegenüber den Blick auf meinen Busen lenkte, kaum dass ich das Wort »Brustkrebs« ausgesprochen hatte. So, als ob er oder sie überprüfen wollte, ob etwas fehlt. Beschäftigen Sie sich mit den Ängsten Ihrer Angehörigen und Freunde, wenn sich diese ehrlich mitteilen und offen von Ihren Ängsten erzählen. Das ist zu einem bestimmten Zeitpunkt in Ordnung und kann die Nähe zwischen Ihnen vergrößern und Ihre Verbindung festigen. Menschen, die Sie jedoch ungefiltert und mit unreflektierten Aussagen mit ihren eigenen Ängsten belasten, sollten Sie meiden. Ihre Umgebung hat mit Ihrer Diagnose Krebs die gleichen Chancen aufzuwachen wie Sie! Die gleiche Erlaubnis, sich Ängste einzugestehen. Und die gleiche Notwendigkeit, sich mit der Endlichkeit des Lebens zu beschäftigen. Jahre nach meiner Erkrankung haben mir Freunde erzählt, dass sie durch meine Auseinandersetzung viel für sich selbst gelernt haben und sich bewusst machen konnten, was sie sich für Ihr Leben wünschen. Sie sind mit Ihrer Diagnose Krebs auch ein Geschenk an die anderen. Wenn diese es wollen und annehmen.

Vergeben Sie aber auch den Menschen, die dies (noch) nicht tun, nicht können oder wollen. Kann sein, dass sie Zeit benötigen, sich an das »Danach« zu gewöhnen. Falls nicht, dann sind diese Menschen für Sie in dieser Krise nicht die richtigen Begleiter. Sie entscheiden, ob und wie Sie mit den Ängsten der anderen umgehen wollen.

Sollten Sie vor unangenehmen Terminen von Ängsten überwältigt werden und in der Nacht wachliegen, beginnen Sie, sich selbst Ihre Ängste laut vorzusagen oder sie aufzuschreiben. Ein aktiver Umgang mit Ihren Ängsten kann Sie entspannen, von überzogenen Ängsten befreien und wieder klar denken und handeln lassen. Ein spielerischer Umgang mit Ängsten ist möglich und kann Ihre Situation erleichtern. Strategien dafür finden Sie im Kapitel Lebenslust-Strategien.

In der Nacht, wenn ich alleine war, kam eine »diffuse« Angst. Eine Freundin fragte mich, »ob nachts die Angst kommt«. »Ja, nachts kommt sie«, antwortete ich. Es war, als ob im Dunkeln die Welt und ich darin anders wären. Ist es die Dunkelheit, die Einsamkeit, die Verlorenheit, das Alleinsein mit mir und meinen Gefühlen? Keine Kontrolle mehr zu haben, weil ich nicht mehr alles sehen konnte? Schreiben half mir herauszufinden, wovor ich Angst hatte. Ich schrieb meinen Ängsten eine Einladung: »Wo ist meine Angst? Wo bist du? Komm, liebe Angst, ich lade dich ein, bei mir zu sein, damit ich mein kleines Kind spüre, damit ich mich ganz fühle, damit ich schwach sein kann.«

Die Ängste kamen und es waren viele: Angst zu sterben. Angst, alleine zu sein, mit meiner Angst und mit meinen Schmerzen. Angst, die Verbindung zur Welt zu verlieren. Angst, nie mehr eine Liebesaffäre zu erleben. Angst, unfruchtbar zu werden. Angst, einfach weg zu sein. Angst, alles loslassen zu müssen. Die Angst, im Alter von 35 Jahren an Brustkrebs zu sterben. Die Angst, die Therapien nicht durchstehen zu können. Die Angst, diese Krankheit psychisch nicht durchzustehen. Die Angst, das Falsche für meine Genesung zu tun. Die Angst, nicht genug gelebt zu haben, nie wirklich bei mir angekommen zu sein. Die Angst, zu dem Teil der Statistik zu gehören, die den Krebs nicht überleben.

Haben sich Ihre Ängste wieder aus dem Staub gemacht, nehmen Sie Ihre Angstliste noch einmal hervor und betrachten Sie diese mit Abstand. Vielleicht wundern Sie sich im Nachhinein über Ihre Ängste und wie diese sich plötzlich so ausweiten konnten. Manche Ihrer Ängste kommen Ihnen im Nachhinein womöglich sogar absurd und überzogen vor. Mit dieser Rückschau können Sie Ihre Ängste mit der Realität abgleichen und realistischer betrachten. Sie können prüfen, ob es eine Angst gab, die berechtigt war und Sie vor einer gefährlichen Situation gewarnt hat.

Wieder frei von Ängsten, habe ich über meine Aufzeichnungen später oft lachen müssen. Es bleibt nichts, wie es ist. Nicht mal unsere Ängste bleiben. Selbst die unangenehmsten Ängste verschwinden wieder. Vielleicht hat sich hinter Ihren Ängsten Ihre Lebenslust versteckt. Sie kann wieder hervorkommen, wenn Sie Ihren Ängsten begegnet sind, sie kennen gelernt und wieder verabschiedet haben.

Wut

Die Ohnmacht gegenüber der Situation, an Krebs erkrankt zu sein, und der permanenten Präsenz der eigenen Sterblichkeit wird mitunter so groß, dass sie nicht mehr verarbeitet werden kann und wir die Kontrolle über unsere Emotionen verlieren. Während der Untersuchungen, Operationen, Beratungen, Gespräche und der familiären, beruflichen und privaten Verpflichtungen funktionieren wir. Wir sind gefasst, stark und mutig. Zumindest wirken Frauen mit Krebs oft so. Häufig wird ihnen sogar rückgemeldet »Du bist so stark« und »Wie machst du das bloß?«. Es bleibt ihnen nichts anderes übrig. Wie es in ihnen aussieht, bekommt selten jemand mit. Vielleicht zeigen betroffene Frauen ab und zu eine Träne vor einer Freundin oder vor ihrem Partner. Über die eigenen Ängste mit anderen zu sprechen fällt schon schwerer. Ein Tabu ist es, über die Wut auf die Erkrankung, den Krebs, das Schicksal oder die Frage »Warum ich?« zu sprechen, geschweige denn, die aggressiven Gefühle zu zeigen. Dies gilt als Charakterschwäche, weil man sich nicht im Griff hat, und in der Gesellschaft als ein unangemessenes Verhalten. Doch die Wut, der Frust, die Aggressionen, der Selbsthass sind da und können unsere sonst gezeigte Gefasstheit und Stärke von Zeit zu Zeit gefährden.

Reagieren Sie mitunter ungeduldig, genervt und unfreundlich gegenüber anderen? Manchmal auch gegenüber Ihren Ärztinnen und Ärzten und deren Personal? Die Wut an die Ärzte zu adressieren bietet sich geradezu an. Sind Sie es doch, die Ihnen diese unangenehmen Therapien mit teilweise üblen Nebenwirkungen empfehlen, Ihnen immer wieder neue Termine mit neuen Befunden verpassen, Sie immer wieder in Angst versetzen. Das hilft jedoch nicht weiter. Egal auf wen Sie Ihre Wut in diesen Wochen und Monaten verlagern, ob auf Freunde, Familie, Angehörige, Bekannte, Kolleginnen und Kollegen. Diese können nichts für Ihre schwierige Situation. Selbst wenn diese Menschen manchmal mit ungefragten Ratschlägen oder unangemessenen Tipps nerven. Der Grund Ihrer aggressiven Gefühle und Ihrer Frustration kann Ihre Wut auf den Krebs oder auf das Schicksal sein. Hier gibt es kein Gegenüber, an das Sie Ihre Wut adressieren können. Erneut können Gefühle der Ohnmacht entstehen. Erlauben Sie sich diese Gefühle und nehmen Sie sie ernst. Setzen Sie sich auch mit diesen vermeintlich negativen Gefühlen auseinander. Spüren Sie Ihre Wut und Ihren Ärger ganz bewusst und nehmen Sie wahr, wie viel Energie darin steckt. Dies ist notwendig, um zu überleben, um sich lebendig zu fühlen, um Ihren Willen zu spüren, um Ihr Recht auf Leben zu erkämpfen. Wut und Aggressionen sind ein hoher Antrieb für Ihren Überlebenswillen und ein Ausdruck Ihrer Lebensenergie.

Audre Lorde stellt in ihrem Buch *Auf Leben und Tod, Krebstagebuch* die Frage, ob der Schmerz, die Verzweiflung, die sie erfüllt, vom Krebs kommt oder ob der Krebs diese Gefühle nur in ihr freigesetzt hat. Ich vermutete Letzteres, da meine Ohnmacht gegenüber meinen Aggressionen sich mitunter so groß anfühlte, dass ich mir nicht vorstellen konnte, diese Emotionen erst seit einigen Wochen in mir zu haben. Erst durch die Krebserkrankung – durch einen scheinbar äußeren Grund oder Feind – war es mir möglich, meine Wut und meine Aggressionen zu spüren und sie endlich zu befreien. Es gab plötzlich einen Anlass für meinen Frust und meine Wut. Jedoch nach wie vor keinen Gegner, an dem ich meine Wut abreagieren konnte. Eine Zeit lang war ich auf mich selbst wütend, denn der Krebs als mein Gegner war in mir. Es fühlte sich an, als wäre ein Vulkan in mir ausgebrochen. Sein Brodeln war lange unterdrückt worden – von mir unterdrückt worden, und zwar lange bevor ich an Krebs erkrankte. Jetzt war die Zeit reif, mich diesen Gefühlen zu stellen und sie ernst zu nehmen. Wutrituale wie Kissenschlagen oder Schreien während des Autofahrens haben mir geholfen, meinen Frust loszuwerden. Weitere Wutrituale finden Sie im Kapitel »Wut ist Lebensenergie« unter den Lebenslust-Strategien.

Letzten Endes spielt es keine Rolle, ob die Wutgefühle, die Sie jetzt erleben, aus früheren Verletzungen und Lebenserfahrungen stammen oder durch Ihre Krebserkrankung und Ihre Ohnmacht entstanden sind. Ob Sie das Gefühl haben, der Schulmedizin und den Therapien ausgeliefert zu sein, oder wütend auf Ihr Schicksal sind. Eine Rolle spielt allerdings, wie Sie jetzt mit diesen Gefühlen umgehen. Wut und Ärger, Frust und Aggression können Ausdruck ungelöster Konflikte oder unbefriedigter Bedürfnisse sein. Tragen Sie diese Gefühle nicht länger mit sich herum. Sie rauben Ihnen Kraft und Energie. Diese Energie benötigen Sie jetzt für Ihr Gesundwerden.

Woher stammt Ihre Wut?

Was verärgert Sie immer wieder?

In welchen Situationen werden Sie aggressiv?

Was frustriert Sie?

Sich diese »negativen« Emotionen bewusst zu machen kann Sie auf eine Spur zu Ihrer Heilung führen. Permanent unterdrückte Wutgefühle sind nicht gesund. Wenn Sie sich ständig ärgern und diesen Ärger nicht wieder losbekommen, werden die Stresshormone Adrenalin und Noradrenalin in Ihrem Körper ausgeschüttet. Dies ist auch körperlich anstrengend, da Stresshormone belasten und Ihr Körper ständig damit beschäftigt ist, diese abzubauen.

Alles, was Sie nicht loslassen und befreien, tragen Sie auch geistig und seelisch mit sich herum. Sie erinnern und beschäftigen sich gedanklich immer wieder damit. Ein Teufelskreis.

Überlegen Sie auch, wie Sie bisher mit Frustration, Ärger und Aggressionen umgegangen sind. Waren Aggressionen erlaubt? Haben Sie es sich erlaubt, Ihrem Ärger Luft zu machen? Wie sind Sie mit frustrierenden Situationen umgegangen? Wie hoch ist Ihre Frustrationstoleranz? Wie geduldig haben Sie bisher vieles ertragen? Haben Sie mit Ärger auf sich selbst oder sogar Selbsthass reagiert?

Der Krebs kann Ihnen helfen, neue Wege zu finden, wie Sie zukünftig damit umgehen. Sie sind die wichtigste Person in Ihrem Leben, Sie sind der Gradmesser dessen, was für Sie in Ordnung ist und was nicht. Sie können bestimmen, was Sie an Frustration aushalten wollen oder nicht mehr dulden. Sie sind es, die entscheidet, Wut weiter mit sich selbst auszutragen (was oft zu inneren Konflikten führt) oder Ihren Ärger an die Adresse zu richten, an die er gehört. An die Menschen, die Sie ärgern und wütend machen. Sie müssen Ihre Wut und Ihre Aggressionen nicht an diesen Menschen auslassen. Sie können genauso gut prüfen, welche Situationen überhaupt dazu führen; wie Sie solche Situationen künftig vermeiden und was Sie tun können, dass Sie nicht auf Ihren negativen Gefühlen sitzen bleiben. Schlafen Sie bei Konflikten erst mal eine Nacht darüber und überlegen Sie in Ruhe, wie Sie Ihren Ärger angemessen formulieren können. Sie können zudem überlegen, worüber Sie sich bisher unnötig aufgeregt haben und welche Sachen es gar nicht wert sind, sich darüber aufzuregen.

Beobachten Sie sich und Ihre Reaktionen, Empfindungen, Gedanken und Gefühle eine Weile. Sie können sich dies auch in Ihr Tagebuch notieren. Finden Sie einen neuen Umgang mit den Dingen, die Sie immer wieder ärgern. Machen Sie sich klar, wo Ihre Grenzen liegen, was Sie an Ihrem Verhalten im Umgang mit der Wut ändern möchten. Worauf möchten Sie zukünftig mit Gelassenheit statt mit Aufregung reagieren und wie kann Ihnen das gelingen? Suchen Sie sich eine Strategie aus, um Ihre Wut wahrzunehmen, sie wieder loszuwerden und sich von ihr zu reinigen. Danach können Sie das Leben entspannt und gelassen angehen.

Sollten Sie sich die Schuldfrage »Warum habe ich den Krebs bekommen?« stellen, lassen Sie es. Diese Frage bringt Sie nicht weiter. Selbstvorwürfe und ein schlechtes Gewissen sind belastende Gefühle, die aufgrund von Vorstellungen, Erwartungen, Rollenbildern und Moral entstehen. Es sind im Kopf erzeugte Konstrukte von Wirklichkeiten. Sie erzeugen in Ihnen erneute Probleme, Sorgen und negative Gedankenspiele. Vergessen Sie solche Konstrukte. Schmeißen Sie die Schuldfrage, Ihr schlechtes Gewissen und Ihre Selbstvorwürfe auf den Komposthaufen für seelischen Müll. Diese Frage und die damit verbundenen Selbstvorwürfe führen Sie in eine Sackgasse und verstärken Ihr Gefühl, ohnmächtig und handlungsunfähig zu sein. Nehmen Sie eine Abkürzung in der Auseinandersetzung mit Ihrer Krebserkrankung und lassen Sie diese Überlegungen einfach beiseite. Entscheiden Sie sich lieber dafür, neue Wege für den Umgang mit Ihrer Wut und Ihren Aggressionen zu finden. Daraus kann neue Lebensenergie für Sie und für Ihr Überleben entstehen.

Körper und Schmerzen

Sind Sie faltenfrei, durchtrainiert, braungebrannt und schlank? Sie haben muskulöse Beine, einen knackigen Po, keinen Bauch und keine Pölsterchen? Sie sind stets frei von Beschwerden, Symptomen und Krankheiten? In einer Gesellschaft, die täglich diesen Ansprüchen hinterhereifert und sie als Ideal propagiert, erkranken jährlich über 400 000 Menschen an Krebs, davon 200 000 Frauen. Krankheiten sind für einen perfekten Körper nicht vorgesehen. Schönheitsoperationen, Hormone, Ampullen, Spritzen, Nahrungsergänzungsmittel und Liftings versprechen Frauen den Traum vom dauerhaft perfekten Körper. In einigen Jahrzehnten liegen Silikonkissen, Implantate, künstliche Knie- und Hüftgelenke, Titannägel und -platten sowie Herzschrittmacher und Schmerzpumpen auf den Friedhöfen in unseren Särgen. Der medizinische Fortschritt ermöglicht uns diesen technischen Umgang mit unserem Körper. Wir setzen diese Möglichkeiten bewusst und gezielt ein für einen Körperkult, der hohen Stellenwert genießt.

Mit Schmerzen gehen wir in ähnlicher Weise um wie mit Krankheiten. Schmerzen sollten wir gleichfalls keine haben. Wir wollen fröhlich durch die Welt laufen und jeden Morgen um 8 Uhr leistungsfähig auf der Matte stehen. Wir empfinden Krankheiten und Schmerzen als Störungen im Betriebsablauf unseres Körpers, den wir wie eine Maschine behandeln. Technische Störungen können durch einen medizinischen Eingriff repariert werden. Medikamente gegen Schmerzen jeglicher Art sind jederzeit verfügbar. Bei der Behandlung von körperlichen Symptomen funktioniert diese Herangehensweise sehr gut. Darauf ist die Schulmedizin spezialisiert und verzeichnet große Erfolge. In der Ursachenfindung und einer ganzheitlichen Heilung von auftretenden Schmerzen steckt die Medizin hingegen in den Kinderschuhen.

Dabei können Schmerzen Leben retten. Meine Freundin Karla spürte im Alter von 28 Jahren Schmerzen in ihrer Brust. Ihr Arzt diagnostizierte eine Brustentzündung. Sie bekam allerlei Mittelchen dagegen, doch nichts half. Die Schmerzen wurden immer schlimmer. Ihr Arzt blieb bei seiner Diagnose und bestätigte ihr immer wieder eine Brustentzündung. Er war der Meinung, bei einer so jungen Frau könne es nichts anderes sein. Sie wechselte den Arzt, da die Schmerzen nicht verschwanden. Sie ahnte, dass es etwas anderes sein musste. Auf den Mammografiebildern wurde Krebs entdeckt. Sie hatte durch die falsche Erstdiagnose wertvolle Zeit verloren. Der Krebs hatte schon Metastasen gestreut.

Gerade junge Frauen erleben, dass ihre Ärzte zunächst nicht von einer ernsthaften Erkrankung ausgehen und häufig eine falsche erste Diagnose stellen. Viele Frauen haben sich selbst intuitiv ihr Leben gerettet, in dem sie auf ihre Symptome geachtet und ihre Schmerzen ernst genommen haben. Verlassen Sie sich auf Ihre Körperwahrnehmung und Ihr Gefühl, dass etwas nicht stimmt. Gehen Sie so lange zu Ärztinnen und Ärzten, bis Sie die richtige Diagnose und die richtige Therapie erhalten. Schmerzen sind Wegweiser und nicht nur Störungen unserer Leistungsfähigkeit und unseres körperlichen Wohlbefindens. Wenn Sie Schmerzen haben, gehen Sie ihnen nach.

Körperliche Krankheiten und Symptome sind als natürliche Prozesse aus unserem Blickfeld und unserem Bewusstsein geraten. Im Laufe eines Frauenlebens durchläuft der Körper einige Phasen der Veränderung. Mit jedem Tag, jedem Menstruationszyklus und jedem Lebensjahr ändert sich unser Körper nicht nur optisch, sondern auch in seinen Funktionen. Wir entwickeln uns von der jungen zur reifen Frau, nach den Wechseljahren zur (hoffentlich) weisen Frau und danach zur Greisin. Das ist der normale Verlauf. Diese Phasen beinhalten körperlichen Verschleiß, Beschwerden, äußerliche Veränderungen des Körpers, Alterserscheinungen und Gebrechen. Das ist natürlicherweise so. Es kann sogar sein, dass sich unser Körper erst durch die Symptome und seine Krankheiten an die jeweilige neue Lebensphase und an bevorstehende Lebensentwicklungen anpassen kann. So wie sich unser Immunsystem durch sporadische Virusinfektionen ein Update verschafft, um für die Viren und Bakterien der kommenden Saison gewappnet zu sein.

Die individuellen körperlichen Voraussetzungen und Entwicklungen sind von Frau zu Frau verschieden. Idealvorstellungen üben Druck auf Frauen aus. Vor allem in der Zeit einer Krebserkrankung, wenn körperliche Beeinträchtigungen wie Haarausfall, Gewichtsverlust, Strahlenschäden und nicht selten sogar ein Verlust von Organen oder Körperteilen droht. Verabschieden Sie sich von der Idealvorstellung Ihres Körpers und dem Irrglauben, Sie könnten Störungen mit medizinischen Eingriffen »reparieren« und für immer medikamentös beseitigen. Hören Sie auch damit auf, sich und Ihren Körper zu vergleichen. Sie sind einzigartig. Ihr Lebensweg und Ihre Art und Weise, mit den körperlichen Beeinträchtigungen und Folgen der Erkrankung umzugehen, ist einzigartig. Ihr Körper und seine Entwicklungsschritte entsprechen Ihnen und Ihrer persönlichen, seelischen und geistigen Entwicklung. Das zu erkennen ist sogar die Voraussetzung für die Wirkung Ihrer Selbstheilungskräfte. Was der einen Frau hilft, zeigt bei der anderen keine Wirkung.

Körperliche Veränderungen sind schmerzhafte Prozesse, nicht nur körperlich, sondern auch seelisch. Es tut weh, ein geliebtes Hobby aufgeben zu müssen und Beeinträchtigungen am eigenen Körper zu beobachten. Ärzte prognostizieren Ihnen womöglich Einschränkungen, verbieten Ihnen bestimmte Bewegungen und Tätigkeiten. Sie bemerken selbst, dass manches nicht mehr geht. Sie sind schneller erschöpft und müde und können Bewegungen nicht mehr in gewohnter Form ausüben. Oder nur unter Schmerzen. Dies zu erleben ist ein schmerzhafter Abschied. Nicht zu wissen, wie sich die eigenen körperlichen Fähigkeiten nach der Operation und der Bestrahlung entwickeln, verunsichert und ängstigt. Sie werden während der Therapien oftmals mit körperlichen Schmerzen, Beeinträchtigungen und Veränderungen konfrontiert sein und müssen lernen, damit umzugehen und das Beste daraus zu machen. Ein kleiner Trost: Körperliche Beeinträchtigungen wie Haarausfall, Übelkeit, schlechte Blutwerte, Entzündungen, Müdigkeit verschwinden wieder, wenn die Therapien beendet sind. Rehabilitationsmaßnahmen, Sport und Bewegungsangebote helfen Ihnen zudem, Ihren Körper zu trainieren und Ihre körperlichen Fähigkeiten wiederherzustellen. Manche Veränderungen werden jedoch bleiben. Sie müssen sich eventuell auf Folgen von Operationen, Transplantationen und Amputationen einstellen und sich an körperliche Einschränkungen gewöhnen. Sportliche Vorlieben, Freizeitaktivitäten und Hobbys müssen angepasst werden. Nicht zuletzt Ihr Bild von sich selbst und das Bild, das Sie nach außen gerne verkörpert haben. Vielleicht galten Sie als sportlich, was von Ihrer Umwelt immer wieder betont wurde und wofür Sie viel Anerkennung geerntet haben. Oder Ihr allseits beliebtes Lachen mag sich in der jetzigen Zeit nicht mehr einstellen.

Achten Sie auf die Details Ihrer derzeitigen Situation und Ihrer körperlichen Möglichkeiten. Es werden neue Türen aufgehen, wenn Sie sich erst mal von alten Gewohnheiten verabschiedet haben. Sie werden neue Dinge ausprobieren, die Ihnen genauso viel Spaß und Freude bereiten. Ihre körperliche Fitness sollte Ihnen wichtig sein, doch mit zunehmendem Alter darf diese sich auch verändern und die geistig-seelische Entwicklung Ihrer Persönlichkeit in den Vordergrund rücken. Sie können es auch so sehen: Ihr Körper ist die Hülle Ihrer Seele und Ihres Geistes. Mehr nicht. Die Natur hat uns diesen Körper so gegeben. Das genügt.

Nach meiner Tumoroperation wurde mir von meinem Arzt geraten, nicht mehr klettern zu gehen. Die Gefahr eines Lymphödems am Arm sei zu groß. Ich ärgerte mich darüber und war traurig. Gerade am Felsen in den Bergen fühlte ich mich frei und wohl. Das sollte nun nicht mehr möglich sein? Woher wollte mein Arzt denn wissen, ob das bei mir wirklich eintrat, was er mir voraussagte? Ich wollte es nicht glauben und musste es ausprobieren. Trotz des Risikos eines Lymphödems und einer Entzündung. Ich wollte beweisen, dass ich es konnte. Es klappte. Ich achtete genau darauf, körperlich nicht über meine Grenzen zu gehen und gleichzeitig auch nicht in einer Schonhaltung zu verharren und mir körperlich nichts abzuverlangen. Einige Jahre später gab ich mein geliebtes Hobby freiwillig auf, da es mir nicht mehr den Kick gab, den ich vor meiner Erkrankung darin fand. Ich fing an, lange Spaziergänge im Wald zu genießen und viel Zeit draußen in der Natur zu verbringen, ohne mich körperlich verausgaben zu müssen. Ich interessierte mich mehr und mehr für die spirituellen Fragen meines Lebens und weniger für körperliche Grenzerfahrungen. Davon hatte ich während der Krebszeit und in meinem Leben davor genügend.

Lassen Sie die sich abzeichnenden Veränderungen geschehen und beweisen Sie Mut, diese körperlichen Entwicklungen anzunehmen. Auch wenn es Sie traurig stimmt, Altes und Gewohntes aufgeben zu müssen. Wenn die Traurigkeit über den Verlust der bisherigen körperlichen Unversehrtheit nachgelassen hat und Sie sich von Ihrem alten Selbstbild verabschiedet haben, können neue Dinge auf Sie zukommen. Wohlbefinden hängt nicht von Schönheit und körperlicher Leistungsfähigkeit ab. Öffnen Sie sich für neue körperliche Erfahrungen während der Krise Krebs und danach. Neue Erfahrungen können Ihnen genauso viel Freude bereiten oder sogar viel besser zu ihnen passen als ihre alten Gewohnheiten.

Bedenken Sie: Ihr Körper ist nur ein Teil Ihrer Persönlichkeit. Ihre Seele und Ihr Geist sind gleichwertig. Körperliche Idealvorstellungen, oberflächliche Schönheit und Hochglanzbilder beeindrucken zwar immer wieder, doch das ist nicht alles. Wahres Glück hängt davon nicht ab. Erfüllung erleben Sie in ganz anderen Momenten.

Einsamkeit

Sich getrennt und von anderen isoliert fühlen tritt während der Erkrankung und in der Zeit danach häufig auf. Betroffene erleben nicht nur ein »vor« und ein »nach« der Diagnose, sondern überdies die Teilung der Welt in die Gesunden und in die Kranken. Aufgrund der plötzlichen Lebensbedrohung und der damit verbundenen Gefühle wie Angst, Wut, Panik, Traurigkeit und Verzweiflung nehmen Betroffene sich selbst als anders wahr. Es fühlt sich an, als hätte eine Zeitmaschine Ihre Lebensreise beschleunigt. Diese Wahrnehmung kann die Einsamkeitsgefühle verstärken. Der Rückzug von der Außenwelt und die innere Isolation können folgen. Das einzige Mittel gegen Einsamkeit ist der Kontakt zu anderen. Dieser Kontakt fällt schwer, da Betroffene erst mal selbst mit ihrer Situation klar kommen wollen, ihre Gefühle sortieren und bewältigen möchten, bevor sie sich der Welt wieder zeigen können. Die Sorge, als Opfer gesehen zu werden und andere zu belasten, treibt Betroffene ebenso um wie die Angst, von geliebten Menschen verlassen zu werden, weil sie nicht mehr die Alten sind oder weil sie sich dem Umfeld mit all ihren Sorgen, Ängsten und negativen Nachrichten zumuten. Vielen fällt es leichter, sich innerlich und äußerlich zurückziehen, allein zu bleiben und vieles mit sich auszumachen.

Gegen das sich verlassen und einsam fühlen, können Sie etwas unternehmen. Sie entscheiden darüber, ob und wie weit Sie sich von der »gesunden« Welt zurückziehen wollen. Äußere Verpflichtungen machen dies oftmals nicht so leicht möglich; das kann gut für Sie sein. Dadurch bleiben Sie in Verbindung mit anderen, auch wenn es Ihnen schlecht geht. Eine gewisse Distanz kann Ihnen zugleich guttun. In einer geleiteten Gruppe für Frauen mit Krebs habe ich es als erleichternd und befreiend erlebt, meine Ängste aussprechen, meine negativen Gedanken loswerden und mich in meiner großen Verzweiflung und Wut auf mein Schicksal zeigen zu können. Die professionelle Moderation durch eine Sozialpädagogin gab der Gruppe einen therapeutischen Charakter und die Chance zur Selbsterfahrung. Wir klärten schwierige Situationen aus dem familiären und beruflichen Umfeld, lösten emotionale Belastungen durch Visualisierungsübungen auf, entspannten uns körperlich und erschufen uns unsere eigene Insel durch den Austausch über die Erfahrungen mit der Krebserkrankung. Meine Befürchtung, in solch einer Gruppe würde ständig über unsere Leiden und unser Schicksal geklagt und sich nur im Jammertal bewegt, trat nicht ein.

Außerhalb unserer Insel fühlten wir uns häufig unverstanden, als bemitleidenswerte Opfer, krank und anders als die Gesunden. Da tat es gut, die Gruppe zu besuchen und sich dort miteinander verbunden zu fühlen und auf Verständnis zu treffen. Es wurde zugehört, den individuellen Empfindungen jeder Frau offen begegnet, die Reaktionen auf die Herausforderungen des Alltags respektiert und jede einzelne Frau in ihrer Art der individuellen Bewältigung ihrer Erkrankung ernst genommen. Es war darüber hinaus auch eine Art Lerngruppe. Wir lernten Toleranz, Respekt, Selbst- und Nächstenliebe. Nach einem Jahr merkte ich, dass ich die Krebsgeschichten nicht mehr hören konnte. Ich wollte nicht länger immer wieder von vorne beginnen, wenn neue Frauen in die Gruppe kamen und von den gleichen Therapien, Situationen und Gefühlen zu sprechen begannen. Manche Frauen hörten nicht auf damit, sich immer wieder ihr eigenes Leid vor Augen zu führen, sich damit zu identifizieren und in der Opferrolle zu bleiben. Die Krebsinsel hatte für mich ihren Zweck erfüllt und es war an der Zeit, mich zu verabschieden. Ich wollte mich wieder vollkommen der »gesunden« Welt zuwenden. Dieser Abschied war ein wichtiger Meilenstein auf dem Weg meiner Heilung.

Eine teilweise Identifikation als Krebspatientin mag für die Dauer der Erkrankung und der Therapien hilfreich sein. Zu lange auf der Krebsinsel zu bleiben kann Sie gleichermaßen isolieren und einsam machen. Wer sich auf Dauer als Kranke sieht, wird auch so wahrgenommen. Prüfen Sie, wie lange Ihnen eine intensive Auseinandersetzung mit Ihrer Krebserkrankung guttut, wie lange diese Phase für Sie individuell notwendig und nützlich ist. Wenn Sie von sich sagen können »Ich bin gesund«, wenden Sie sich wieder aktiv der Welt der »Gesunden« zu.

Sollte Ihr familiäres oder berufliches Umfeld mit der

Tatsache Ihrer Erkrankung nicht zurechtkommen und Sie wiederholt auf Unverständnis stoßen, dann suchen Sie sich gezielt Menschen, bei denen Sie sich mit Ihrer gesamten Lebenssituation angenommen fühlen. Sie benötigen in dieser Phase möglicherweise den Austausch und das Verständnis von Menschen, die gleiche Erfahrungen machen wie Sie, oder mit Menschen, die Ihnen bisher nicht nahestanden oder die Sie gerade erst kennen gelernt haben. Falls Sie eine Abneigung gegen eine Gruppe mit anderen von Krebs betroffenen Frauen haben, entscheiden Sie sich für Freizeitangebote und Unternehmungen der »gesunden« Art. Isolieren Sie sich nicht. Pflegen Sie Ihre Kontakte und suchen Sie sich neue Kontakte, wenn Ihnen danach ist. Das beste Mittel gegen Einsamkeit ist der Kontakt zu Menschen, die gleiche Interessen und Themen haben wie Sie und die Sie mögen.

Frauen machen in dieser Zeit nicht selten die schmerzhafte Erfahrung, von ihrem (Ehe-)Partner, von Freundinnen, Freunden und Bekannten verlassen zu werden, weil diese sich mit dem Thema Krebs überfordert fühlen. Es kann sein, dass manche Menschen in Ihrer Umgebung Zeit benötigen, sich an die neue Situation und die Konfrontation mit Krebs zu gewöhnen. Diese Menschen müssen erst einen Umgang für sich damit finden, bevor diese Sie unterstützen können. Respektieren Sie das. Wenden Sie sich den Menschen zu, die etwas von Ihnen haben wollen. Hören Sie damit auf, dorthin zu gehen, wo Sie nicht das bekommen, was Sie jetzt brauchen.

Sich ganz bewusst für Zeiten der Einsamkeit zu entscheiden kann für die Reflexion und für Ihren Weg der Auseinandersetzung mit der Krebserkrankung ebenso hilfreich sein. Die meisten Emotionen und Empfindungen können Sie anderen sowieso nur bedingt erklären. Es liegt nicht in Ihrer Hand, was bei anderen von Ihren Schilderungen ankommt, was diese hören und interpretieren. Sie müssen kein monatelanges Einsiedlerdasein führen, um Zeit für sich zu haben. Tage oder Stunden bewusst gewählter Einsamkeit und des Alleinseins können Sie gut dabei unterstützen, sich selbst besser kennen zu lernen. Dafür benötigen Sie Zeit, die Sie allein verbringen. Dadurch können Sie Ihr Gefühlsleben wirklich annehmen und Ihre Situation mit ein wenig Distanz betrachten. Beobachten Sie Ihre Empfindungen, notieren Sie Ihre Gedanken und achten Sie auf Ihren Körper und Ihre Intuition. Erst wenn die äußere Welt leiser und die Ablenkungen weniger geworden sind, können Sie zu sich kommen und bei sich ankommen. Ein guter Zeitpunkt ist die Nachtzeit, um zum Beispiel Tagebuch zu führen und sich Belastendes von der Seele zu schreiben. Einsamkeitsgefühle sind oftmals mit (frühen) Erlebnissen aus der Kindheit verknüpft. Sie können diese Spur in Ihr vergangenes Leben aufnehmen und prüfen, wann Sie sich einsam gefühlt haben und was dies für Sie heute bedeutet. Beantworten Sie sich in diesem Zusammenhang auch die Frage, was der Unterschied zu früher ist und welche Handlungsmöglichkeiten Sie heute als Erwachsene haben. Diese Erkenntnisse können Ihnen helfen, Ihre Einsamkeit bewusst selbst zu beenden.

Suchen Sie sich professionelle Unterstützung bei länger andauernden Einsamkeitsgefühlen, die Sie zusätzlich zu Ihrer Krebserkrankung emotional belasten. Regelmäßige Gespräche mit Therapeutinnen und Therapeuten oder bei einer Beratungsstelle können Ihnen helfen, sich Ihr Verhalten bewusst zu machen und zu verändern, damit Sie nicht immer wieder in Einsamkeit und Isolation zurückkehren. Bewusste Entscheidungen sind für alle Situationen während einer Krebskrise unerlässlich, damit Sie die volle Verantwortung für Ihre Heilung übernehmen können.

Auszug aus meinem Tagebuch:
»Ich wache vom Baulärm vor meinem Schlafzimmer auf. Früher habe ich diesen Lärm gehasst und bin gestresst auf-

gesprungen, um Lärm und Helligkeit aus meinem Zimmer zu verjagen. Heute Morgen hörte ich den Lärm des Baggers als eine Art Musik. Die Töne waren wiederkehrend und hatten einen Rhythmus, der mich friedvoll empfing. Am Morgen ist das Aufwachen immer schrecklich. Totale Erschöpfung. Gähnende Leere. Alleinsein. Dieser kleine Bagger hat mich mit seinen Geräuschen fast liebevoll empfangen, als wollte er sagen: Da gibt's noch eine Welt, die bebt, baggert, bohrt, baut, lärmt, aktiv ist, kaputt macht und wieder aufbaut. Danke, kleiner Bagger.«

Traurigkeit

Die Tatsache, an Krebs erkrankt zu sein, bedrückt und macht traurig. Unsere Lebenslandschaft sieht aus wie nach einem Erdbeben. Dieses Chaos und die damit verbundenen Herausforderungen sind bedrohlich. Gleichzeitig ist die Diagnose Krebs eine Art Kränkung unserer Seele. Wir spüren, irgendetwas ist schief gelaufen, und wir wissen, wie bisher kann es nicht mehr weitergehen. Anscheinend haben wir etwas Wesentliches übersehen, sonst wären wir nicht krank geworden. Das schmerzt unsere Seele und macht uns traurig. Wenn Sie traurig sind, nehmen Sie das Gefühl an, anstatt sich dagegen zu wehren. Egal ob Sie wegen der Wunden aus Ihrer Kindheit oder wegen Ihres jetzigen Schmerzes weinen. Wer traurig sein kann, nimmt sich ernst. Viele Menschen können nicht (mehr) weinen. Sie halten ihre Gefühle auf Distanz oder haben vielleicht gar keinen Zugang mehr zu ihnen. Jede geweinte Träne ist ein Stück Heilung. Wenn Sie wegen Schmerzen, Verlusten oder Abschieden traurig sind, dann können Sie sich auch dafür bedanken. Leben ist ständige Veränderung, und Veränderung ist auch mit Abschiednehmen verbunden. Das ist oft traurig.

Wenn Sie lange nicht traurig gewesen sind und Ihnen weinen fremd vorkommt, gewöhnen Sie sich wieder an, Ihren Tränen freien Lauf zu lassen und sie zu zeigen.

Wenn Sie sich nicht dagegen wehren, fällt es Ihnen leichter zu weinen. Erlauben Sie sich, auch ohne Weinen traurige Phasen zu erleben. Gönnen Sie sich Tage, an denen Sie schlecht drauf sind. Sprechen Sie auch mit anderen darüber und erzählen Sie von Ihren traurigen Stimmungen. Je mehr Sie sich erlauben, Traurigkeit zu durchleben, desto schneller kann sich Ihre Stimmung auch wieder verändern. Es ist wie auf einer Schaukel. Sie schaukeln von der einen Seite zur anderen. So funktioniert auch unser Gefühlsleben. Es bleibt nichts so traurig, wie Sie es im Moment empfinden mögen. Nehmen Sie an, was kommt, dann geht es auch wieder.

Wie Ihr Umfeld mit ihrer Traurigkeit umgeht, können Sie wenig beeinflussen. Je offener Sie mit Ihren Gefühlen umgehen, desto leichter fällt es anderen, darüber zu sprechen. Sie stehen momentan zwar im Fokus der Aufmerksamkeit und das sollte auch so bleiben, doch die Gefühle Ihrer Familie, Ihres Partners, Ihrer Kinder und Ihrer Freunde sind ebenso vorhanden – unabhängig davon, ob sie diese zeigen oder nicht. Begegnungen, bei denen beide Seiten Platz für Ihre Gefühle finden, können sehr berührend sein und Sie stärker miteinander verbinden. Das sind Geschenke, die Sie vom Leben erhalten und die Ihnen bleiben.

Über einen längeren Zeitraum traurig zu sein, immer wieder zu weinen, auf Dauer keinen Antrieb zu verspüren, niedergeschlagen zu sein und sich von der Außenwelt zurückziehen kann auf eine depressive Verstimmung oder eine Depression hindeuten. Falls Sie »chronisch« traurig sind, nehmen Sie das ernst. Neben der Diagnose Krebs eine Depression zu entwickeln ist keine Seltenheit. Die emotionalen Belastungen und Herausforderungen können Ihre Seele überfordern. Wenn Gefühle nicht ausgelebt und über lange Zeit verdrängt werden, kann dies zu einer Depression führen, die behandelt werden muss. Sollten Sie medikamentös behandelt werden, lassen Sie sich parallel therapeutisch behandeln. Die Medikamente helfen Ihnen, stabil und handlungsfähig zu bleiben. Der Dialog mit Ihrer Seele ist für Ihre Heilung ein weiterer Schritt, wenn Sie wieder ganz gesund werden wollen. Verlassen Sie sich nicht nur auf Ihre körperliche Heilung.

Haben Sie schon vor Ihrer Erkrankung eine Neigung zu Depression gehabt? Kommen die Symptome durch Ihre Krebserkrankung wieder zum Vorschein? Forschen Sie nach den Ursachen für Ihr eigenes Verhalten im Umgang mit Ihren Gefühlen. Was veranlasst Sie, depressiv statt aggressiv zu werden? Wofür bestrafen Sie sich mit Depression und Rückzug? Angesichts einer lebensbedrohlichen Erkrankung haben Sie nichts mehr zu verlieren. Sie können damit beginnen, sich Ihre Gefühle, Sorgen, Gedankenspiralen und gegen Sie selbst gerichteten Handlungen anzuschauen, und lernen, diese zu ändern. Beginnen Sie eine Einzel- oder Gruppentherapie, um sich Ihr Verhalten bewusst zu machen. Hören Sie damit auf, sich als Opfer zu definieren, sich selbst zu bemitleiden und sich zurückzuziehen. Als ersten Schritt nehmen Sie sich vor, jeden Tag das Haus zu verlassen und etwas zu unternehmen. Sei es nur ein Arztbesuch oder die Erledigung von Einkäufen oder Besorgungen. Gestehen Sie sich ein, dass Sie Unterstützung und einen regelmäßigen Tagesablauf benötigen, um wieder aktiv zu werden und einen Schritt heraus aus Ihrer Depression zu gehen. Das ist der Beginn Ihrer Therapie. Übernehmen Sie die Verantwortung für Ihr Leben und dafür, wie Sie es verbringen wollen. Der Krebs fordert Sie dazu heraus. Sie haben ein hohes Pensum an Terminen zu bewältigen. Dafür benötigen Sie all Ihre Kraft und eine professionelle Unterstützung und Beratung, damit Sie Schritt halten können mit den Ereignissen in dieser Lebensphase.

Mit Trauer reagieren wir auf Verlust. Trauer verläuft meist über einen längeren Zeitraum und untergliedert sich in Trauerphasen. Dies ist ein notwendiger Prozess, um den Verlust zu verkraften. Wenn wir einen geliebten Menschen verlieren, dann trauern wir um uns selbst und nicht um den, der gegangen ist. Folgen Sie Ihrer Trauer, denn es gibt keinen Weg aus der Trauer, sondern nur den Weg hindurch. Ablenkung und Verdrängung hilft nur stunden- oder tageweise, nimmt Ihnen jedoch den Schmerz nicht. Den Schmerz zu verdrängen würde bedeuten, Ihre Gefühle zu verleugnen. Tun Sie dies nicht, sondern stehen Sie dazu. Trauerrituale und Zeremonien sind dazu da, die Trauerphasen aktiv zu gestalten, den Umgang mit den Gefühlen zu erleichtern und ihnen einen Ort zu geben. Klagen, weinen und darüber sprechen sind wichtige Rituale, um den Verlust zu bewältigen. Suchen Sie sich selbst Trauerrituale, die Ihnen zusagen und Sie unterstützen, durch den Verlust hindurchzugehen. Schließen Sie sich einer Trauergruppe an oder nehmen Sie Beratungsstunden bei einer Trauerbegleitung in Anspruch. Versuchen Sie, durch Ihre gelebte Trauer den Verlust in Ihr Leben zu integrieren.

Abschied und Tod

Es kann eine Befreiung sein, dem Tod ins Auge zu blicken. Menschen mit Krebs sind aufgefordert, diese existenzielle Erfahrung zu machen. Sie verhilft zu einer Freiheit, die vorher nie erlaubt und vorstellbar war. Der möglicherweise bevorstehende Tod ist das stärkste Argument für diese Freiheit. Der wirkliche Tod ist die endgültige Befreiung von allen Zwängen, Verpflichtungen, Rollen, Moral und Vorstellungen. Die Erlösung. Die Freiheit. Ist eine Krebsdiagnose dann nicht eine Teil-Erlösung? Eine Art Vor-Erlösung? Eine Gelegenheit zum Ausprobieren, wie es ist, sich von längst überfälligen Beschränkungen und Grenzen zu befreien. Zumindest können Sie den Krebs als Erlaubnisschein dafür verwenden. Die Menschen in Ihrer Umgebung werden Ihnen einiges an ungewöhnlichem und verändertem Verhalten nachsehen, auch wenn sie es nicht immer verstehen werden.

Dem Tod ins Auge zu blicken erfordert Mut. An Krebs erkrankte Frauen müssen diesen Mut zwangsläufig aufbringen. Auch wenn sie nicht darüber sprechen. Die meisten wissen, wann der Zeitpunkt gekommen ist, den Kampf gegen den Krebs aufzugeben und sich auf den Tod vorzubereiten. Diese Menschen sind mit einer Realität konfrontiert, mit der wir alle früher oder später konfrontiert sein werden: mit dem eigenen Sterben und dem eigenen Tod. Auf Dauer lässt sich das nicht verdrängen. Wer fällt mit 80 Jahren von heute auf morgen tot um und lebte bis dahin gesund? Eine unrealistische Wunschvorstellung vieler Menschen. In dieser Vorstellung hat es derjenige leichter, der unerwartet beim ersten Herzinfarkt stirbt und von einem auf den anderen Moment tot ist. Und derjenige, der mit dem Tod vor Augen einige Zeit leben muss, an Krebs im Endstadium erkrankt ist und sich auf sein Sterben einlassen muss, der hat es schwerer. – Ist das so? Wir wissen es nicht. Und es ist ohnehin nicht unsere Wahl.

Der Tod ist heute weniger ein Tabu als das Sterben an sich. Denn mit dem Tod ist unsere Aufgabe vollbracht. Den schwierigen Prozess vor dem Tod auszuhalten ist die Herausforderung: die Schmerzen, das Leiden und die Ohnmacht. Sterbende erleben, wie sie jeden Tag ein Stück ihres Lebens, ihrer Persönlichkeit und ihres Willens loslassen müssen. Diese letzte Phase des Sterbens fordert dazu auf, geschehen zu lassen, sich vollkommen hinzugeben und zu vertrauen. Wer diese Erfahrung meistert, verdient unsere Hochachtung und Würdigung. Vielleicht ist es genau die Entwicklung, die wir schon früher hätten lernen können. Letzten Endes könnte man auch sagen: Sterben heißt, das Ego endgültig loszulassen.

Die medizinischen Errungenschaften können den Sterbeprozess sogar verlängern. Das ist die Aufgabe, die sich die Gesellschaft durch den medizinischen Fortschritt gestellt hat. Unsere Lebenserwartung steigt und wir leben gesünder als früher, doch die Phase des Alterns und des

Älterwerdens dauert entsprechend länger, als dies früher der Fall war. Durch die medizinischen Möglichkeiten wird nicht nur das Leben verlängert, sondern oftmals auch Leiden und Ohnmacht. Patientenverfügungen und Sterbehilfe sind Versuche, dem endgültigen Kontrollverlust wenigstens selbstbestimmt zu entkommen. Den Herausforderungen des Sterbens mit den einhergehenden Gefühlen von Ängsten und Ohnmacht können wir jedoch auf Dauer nicht entkommen. Das ist die Lernaufgabe, die uns am Ende unseres Lebens empfängt.

Heute, nachdem ich wieder gesund bin, frage ich mich oft: Was würde ich tun, wenn ich nur noch ein Jahr zu leben hätte? Wenn ich dann antworte, das Gleiche, was ich jetzt tue, dann bin ich mit mir und meinem Leben zufrieden. Das können die Gesunden von den Menschen lernen, die dem Tod ins Auge blicken müssen. Das ist sogar der Vorteil einer Krebserkrankung. Der Krebs gibt Ihnen die Chance, sich bewusst aus Ihrem Leben und von Familie, Freunden und Bekannten zu verabschieden. Sie können Ihr Leben in Ordnung bringen, Ihre Beziehungen oder einen ungelösten Konflikt klären und die letzten Dinge erledigen. Das ist bei einem plötzlichen Tod durch Unfall oder Herzinfarkt nicht möglich. Familienangehörige und Freunde tragen schwer an diesem Schock und dem Chaos, das mit dem plötzlichen Verlust entsteht. Für die Angehörigen ist es leichter, mit der Trennung und dem Verlust fertig zu werden, wenn sie sich verabschieden können.

Gestalten Sie die letzte Phase Ihres Lebens, soweit dies für Sie möglich ist. Suchen Sie sich Menschen, mit denen Sie über den Abschied von Ihrem Leben sprechen und die nötigen und gewünschten Vorbereitungen treffen können. Es müssen nicht Ihre engsten Vertrauten sein, mit denen Sie über diese Themen sprechen. Das könnte alle überfordern. Meist ist es leichter, mit entfernter stehenden Personen über diese Themen zu sprechen und entsprechende Dinge zu organisieren.

Hilfreich kann auch eine ambulante Sterbebegleitung für Sie und Ihre Angehörigen sein. Die Hospizbewegung ist inzwischen weitverbreitet und bietet neben stationären Aufenthalten im Hospiz auch Gespräche und Begleitung durch ausgebildete ehrenamtliche Helferinnen und Helfer an. Sie kommen für Gespräche zu Ihnen nach Hause oder ins Krankenhaus. Eine ambulante Sterbebegleitung kann Sie und Ihre Familienangehörigen und Freunde unterstützen, wenn es Ihr Wunsch ist, zu Hause zu sterben. Immer mehr Menschen verspüren diesen Wunsch.

Sind Sie in der Situation, einen Menschen beim Sterben zu begleiten, können Sie sich ebenso eine/-n Hospizbegleiter/-in suchen oder sich einer Gesprächsgruppe anschließen. Als nahestehende Person, als Angehörige, Partnerin oder Freundin, ist es wichtig, genau zuzuhören. Das ist das Beste, was Sie für den geliebten Menschen tun können, der sich auf das Sterben vorbereitet oder im Sterben liegt. Seien Sie für ihn da und hören Sie ihm genau zu. Menschen, die sich verabschieden und sich auf den Tod vorbereiten, wissen genau, was sie brauchen, was sie wann möchten und von Ihnen benötigen. Sie sagen Ihnen, was zu tun ist. Sie teilen Ihnen den nächsten Schritt mit, den Sie mit ihnen gehen sollen. Sterbende Menschen gestalten ihren Abschied oft ganz bewusst, ohne dass es so offensichtlich von uns bemerkt wird. Die Sterbenden entscheiden, ob sie alleine oder in Ihrer Anwesenheit oder der anderer sterben möchten. Viele sterben genau dann, wenn die pflegenden Angehörigen gerade für einige Minuten aus dem Zimmer gegangen sind oder in der Nacht, wenn diese schlafen. Angehörige machen sich danach oft Vorwürfe, sie wären genau zu diesem Zeitpunkt jetzt nicht für den Sterbenden da gewesen. Das müssen Sie nicht. Dies ist bewusst so gewählt. Versuchen Sie, sich auf den anderen wirklich einzustellen und Ihre eigenen Bedürfnisse hintanzustellen. Wenn Sie es übers Herz bringen, eigene Ängste beiseitezuschieben, ist die Sterbebegleitung eines

Angehörigen eine erfüllende Erfahrung, die Ihnen viel Liebe schenkt. Respektieren Sie alle Wünsche des Menschen, der sich seiner letzten Aufgabe stellt.

In einem meiner Seminare erzählte eine ältere Frau im Endstadium Krebs von ihrer Urnengrabstelle unter einem Baum. Sie sprach davon bereits in der Vorstellungsrunde und einige der anderen anwesenden Frauen waren zunächst sehr erstaunt über diese gnadenlose Offenheit. Es war ihnen nicht geheuer, berührte es doch ihre eigenen Ängste, in diese Situation zu kommen. Sie erzählte es jedoch mit großer Freude darüber, dass sie auch dies schon geregelt habe. Sie wirkte sehr klar und entschieden. Sie war ganz in schwarz gekleidet. In der Runde stellte sich nach ihr eine jüngere Frau vor. Diese erzählte auch von ihrer Krebsgeschichte und von ihrer Depression, die sie seit der Diagnose noch dazu entwickelt habe. Die Ältere stand auf, ging auf die jüngere Frau zu und fragte diese, ob sie sie in den Arm nehmen dürfe. Die Jüngere willigte ein und fing an zu weinen. Sie tröstete diese, obwohl sie diejenige war, die kurz vor dem Sterben stand. Sie ermutigte die andere, die Tränen laufen zu lassen und alles loszuwerden. Die Junge nahm es dankbar an und nach einer Weile war sogar ein kleines Lächeln auf ihrem Gesicht zu sehen. Alle anderen Teilnehmerinnen in diesem Seminar bestätigten in der Abschlussrunde, dass sie darüber erstaunt seien, wie schnell Frauen mit Krebs es schaffen, Offenheit, Nähe und Vertrauen herzustellen. Wenn nichts mehr möglich scheint, ist alles möglich.

Meine Freundin Karla

Ich saß mit drei Frauen bei herrlichem Sonnenschein im Biergarten. Wir waren alle an Krebs erkrankt und gemeinsam in einer Kur. Wir unterhielten uns darüber, wie unser Leben wohl in einigen Jahren aussehen würde. Wir wussten, dass wir vielleicht nicht alle überleben werden, und fragten uns, welche von uns früher stirbt und welche überlebt. Es war auf eine ganz eigene Art lustig, da wir unseren Galgenhumor ausgepackt hatten und ziemlich ironisch darüber sprachen. Außenstehende hätten eine Gänsehaut bekommen. Doch irgendwie war es auch ernst, sehr ernst. Wir hatten alle vier Krebs, alle vier in unterschiedlichen Stadien und alle vier mit der Hoffnung, wieder ganz gesund zu werden. Die ersten Jahre schien das auch so. Nach fünf Jahren kam die erste Todesnachricht von Charlotte. Ihr wurden damals sofort beide Brüste entfernt und es bildeten sich rasch Metastasen. Sie hatte die Idee eines Comics über die Amputation und hatte schon angefangen, daran zu zeichnen. Wir betroffenen Frauen konnten darüber lachen. Gesunden stockte der Atem, so bald wir das Wort Amputation benutzten. Die Zielgruppe des Comics sollten betroffene Frauen sein. Unser Arzt in der Reha-Klinik ermutigte uns ständig dazu, so viel wie möglich zu lachen und glücklich zu sein, um so unseren Endorphinspiegel hoch zu halten. Zwei Jahre später starb Sabine an ihrem aggressiven Tumor. Ich konnte nicht zur Beerdigung fahren. Es hätte mich überfordert. Ich wollte nicht an ihrem Grab stehen und mich mit dem Tod der zweiten beschäftigen, mit der ich mich in der Kur verbunden gefühlt hatte. 2007 starb dann die dritte von uns innerhalb von drei Jahren. Meine Freundin Karla. Ich war plötzlich die »Übriggebliebene« aus der Vierergruppe vom Biergarten. Manchmal kam es mir vor wie bei den zehn kleinen Negerlein. Da waren's nur noch drei, dann zwei und jetzt noch eine. Ich. Von Karla musste ich mich verabschieden, denn sie war meine Freundin und Verbündete in all meinen Krebsjahren.

Sie sprach nie mit mir über ihren Tod, obwohl sie es wusste. Und ich auch. Sie schonte mich. Unsere Überlebens-Strategie in den sechs Jahren unserer Freundschaft war, das Beste aus jeder Situation zu machen. Seit unserer Kur und unserem Kennenlernen hatten wir dies immer getan. Als ich sie zum letzten Mal einige Wochen vor ihrem Tod mit einem verletzten Knie im Krankenhaus besuchte, setzte ich mich in ihren Rollstuhl und ihr Mann fuhr mich herum. Wir taten so, als ob ich die Patientin wäre, scherzten und alberten herum. Über ihr letztes Stadium ihrer Krebserkrankung konnten wir nicht sprechen. Wir schonten uns beide. Und doch wussten wir beide, was bevorstand. Sie bekam inzwischen Morphium und ihre Stimmung war ganz gut. Zum Abschied verabredeten wir uns für den nächsten Sommer in unserem Lieblingsbiergarten zu Prosecco und gesundem Essen. So wie wir es immer getan hatten und es uns glücklich gemacht hatte. Es war uns beiden klar, dass wir das nicht mehr verwirklichen würden. Unter Tränen verabschiedete ich mich von ihr und verließ das Krankenhaus in dem Wissen, den Sommer nicht mehr mit ihr erleben zu dürfen. Wir telefonierten noch einige Mal in den Wochen vor ihrem Tod. Sie war ein ganz besonderer Mensch, der es immer wieder schaffte, mich in den Telefonaten zum Lachen zu bringen. Ihr Humor war einzigartig. Ihre Weisheit ebenso. Die letzten Monate reifte sie zu einer weisen alten Frau heran, obwohl sie erst 36 Jahre alt war. Ihr Bewusstsein war größer geworden. Das konnte man an ihren Sätzen, Weisheiten und Sprüchen bemerken. Karla starb zu Hause im Kreise ihrer Familie. Ihr Mann erzählte mir später von einem wunderschönen Bild, das er sah, als sie aufhörte zu atmen. Karla stand oben auf dem Gipfel eines Berges. Sie hatte es geschafft und sie war endlich frei. Sie zogen ihr ein rotes Ballkleid an und so wurde sie auch beerdigt. Ich schrieb ihr einen Abschiedsbrief und bedankte mich für alles, was ich mit ihr in den letzten Jahren erleben durfte: für unsere Reisen, unsere Bergwanderungen, Ausflüge, Gespräche und ihren Humor. Den Brief legte ich bei ihrer Beerdigung auf ihren Sarg. Tröstlich ist für mich, dass Karla erlöst ist von ihren Schmerzen und ihrem Leiden und dass sie ihre Aufgabe in diesem Leben getan hat – mit Mut, Liebe und Humor. Ich weiß auch – das hat sie immer gesagt –, wenn ich nachts in den Himmel schaue, dann sitzt sie dort oben, schaut mir zu und lacht mich an.

Den Tod als ein »Umziehen in ein schöneres Haus« zu betrachten, wie es Elisabeth Kübler-Ross beschreibt, kann Ihnen und Ihren Angehörigen Trost spenden. Rückblickend weiß ich heute über die vor mir gegangenen Menschen, dass sie ihre Lebensaufgabe erfüllt haben. Länger ging es nicht, ihre Lebensenergie war aufgebraucht. Ihr Leben war beendet.

Überforderung

Wenn die krankheitsbedingten Herausforderungen nicht nachlassen, Sie sich über längere Zeit auf einer Achterbahn der Gefühle befinden, familiäre und berufliche Belastungen hinzukommen, kann ein Gefühl der Überforderung entstehen. Typischerweise treten solche »emotionalen Engstellen« vor allem am Anfang der Erkrankung auf. Nach der Diagnose bleibt keine Zeit, sich umfassend zu informieren, eines nach dem anderen zu erledigen und in Ihrem Tempo mit den Entwicklungen Schritt zu halten. Wenn Zeit für Muße, Entspannung und Innehalten fehlt, sind Ihre Aufnahmeantennen und Bewältigungsmechanismen rasch überfordert. Sie geraten unter Druck.

Die Balance zwischen Gesundheit, Familien- und Berufsleben, Wohnsituation und finanzieller Sicherheit zu halten ist für die seelische und emotionale Stabilität gleichermaßen wichtig. Um stabil zu bleiben, empfiehlt es sich, nur ein bis zwei der oben genannten Lebensbereiche gleichzeitig zu verändern. Ein Gleichgewicht aller fünf Bereiche gibt emotionale Sicherheit und Orientierung im Leben. Innerhalb kurzer Zeit mit mehreren einschneidenden Lebensereignissen wie einer ernsthaften Erkrankung, der Trennung vom Partner und einem Wohnortwechsel konfrontiert zu sein wirft die Betroffenen leicht aus der Bahn. Das ist verständlich. Doch Krisen nehmen darauf keine Rücksicht. Eines ist sicher: Langweilig wird es mit dieser Erkrankung nicht, und die Entwicklungen und deren Geschwindigkeit können Sie leicht aus der Bahn werfen.

Symptome von Überforderung sind Depressionen, (Auto-)Aggressionen, Suchtverhalten und Gedankenspiralen. Körperlich können Sie die Überforderung an innerer Unruhe und sich ständig wiederholenden Gedanken bemerken. Sich zu entspannen oder gedanklich abzuschalten fällt zunehmend schwer. Sie sind nervös und nicht bei der Sache. Der Druck kann so groß werden, dass Sie zwar körperlich anwesend sind, geistig jedoch nicht. Um sich innerlich zu sortieren, notieren Sie alle anstehenden Aufgaben. So überblicken Sie Ihre Situation besser, können entscheiden, was momentan das Wichtigste ist und was Sie zurückstellen können. Halten Sie das Hamsterrad an. Nehmen Sie sich kleine Auszeiten. Sprechen Sie mit Ihren Angehörigen und Freunden über Ihre Überforderung. Suchen Sie gemeinsam nach Punkten, die andere erledigen und mit denen Sie entlastet werden können. In Gesprächen zeigt sich auch, wo Sie zu hohe Ansprüche an sich selber stellen. Vielleicht entdecken Sie, dass Sie Erwartungen erfüllen wollen, die so gar nicht gestellt werden. Klären Sie Ihre Ansprüche und die Erwartungen anderer ab. Gewichten Sie Aufgaben neu, damit Sie aus der Überforderung herauskommen. Stellen Sie die Pflege und Erhaltung Ihrer Lebensqualität in den Vordergrund.

Von Lebensqualität ist während der Krebserkrankung häufig die Rede. Ihre Ärztinnen und Ärzte sprechen davon, Sie lesen darüber und wünschen sich, diese zu erhalten. Prüfen Sie daher genau, welche Termine, Therapien, Beratungen, Gespräche und private Verabredungen Ihnen Erleichterung bringen und zu mehr Lebensqualität beitragen. Reduzieren Sie die Anzahl der Verpflichtungen und entzerren Sie Ihren Terminkalender, um unnötigem Stress vorzubeugen. Lymphdrainage mag Ihnen guttun. Jede Woche dreimal zur Physiotherapie zu gehen kann zu viel sein, wenn Sie eine Familie mit Kindern, einen Haushalt oder einen Job unter einen Hut bringen müssen. Weniger ist oft mehr. Suchen Sie die Termine aus, die Ihnen guttun, um wieder gelassener zu werden.

Wenn Sie nachts nicht schlafen können, weil Sie von Gedanken gequält werden oder einfach hellwach sind, stehen Sie wieder auf. Es ist zermürbend und macht Sie noch unruhiger, sich im Bett hin- und herzuwälzen. Tun Sie etwas. Kochen Sie sich einen Beruhigungstee, lesen oder bügeln Sie, schreiben Sie Tagebuch, beantworten Sie E-Mails oder was auch immer Sie mögen. In dieser stillen Zeit können Sie sogar die Muße finden, die Ihnen am Tag fehlt. Leichte Beschäftigungen und schöne Rituale lenken Sie von Ihren Gedanken ab und lassen Sie wieder ruhiger werden. Da die Wahrscheinlichkeit groß ist, dass Sie in nächster Zeit öfter von Schlaflosigkeit heimgesucht werden, sollten Sie passende Strategien parat haben. Regelmäßige Bewegung, frische Luft und abendliche Entspannungsrituale helfen, zur Ruhe zu kommen und sich auf den Schlaf vorzubereiten. Sollte es zeitweise mit einem geregelten, erholsamen Schlaf gar nicht klappen, dann machen Sie sich keine Vorwürfe. Das bringt nichts. Sie schaffen den nächsten Tag auch mit halber Energie und weniger Schlaf. Notfalls müssen Sie als Folge Termine absagen. Irgendwann lässt Ihre Anspannung nach und Sie schlafen wieder.

Entscheidungen

Fragen, die zu klären sind, und anstehende Entscheidungen bereiten mitunter schlaflose Nächte und innere Konflikte:

- Soll ich eine kurze Chemotherapie oder die sanftere längere Version wählen? Muss ich überhaupt eine Chemotherapie machen? Kann ich mich genauso gut auf alternative biologische Behandlungen verlassen?

- Wie spreche ich mit meinen Kindern über meine Erkrankung? Wie lange kann ich meine Familie alleine lassen, wenn ich im Krankenhaus bin oder zur Kur fahre? Belastet meine Erkrankung meine Partnerschaft und mein Familienleben, wenn sich ab jetzt vieles um mich und die Krankheit dreht?
- Gefährde ich meinen Job durch eine lange Arbeitsunfähigkeit? Soll ich während der Therapien weiter arbeiten? Wie teile ich meinen Vorgesetzten und meinen Kollegen mit, dass ich längere Zeit ausfalle?
- Ist mein Lebensunterhalt gesichert? Wie lange kann ich von Krankengeld leben? Wie finanziere ich alternative Therapien, die mir guttun?
- Welche Vorteile und welche Nachteile bringt mir ein Schwerbehindertenstatus? Wie gehe ich damit um, schwerbehindert zu sein? Wie spreche ich dies gegenüber Arbeitgebern an, wenn ich den Arbeitsplatz wechseln möchte?
- Die Vorstellung, in meinen alten Job zurückzukehren, gefällt mir nicht. Wie finde ich eine berufliche Alternative? Was will ich beruflich? Wie gelingt eine Wiedereingliederung, ein Umstieg oder ein Neuanfang?

Gerade bei Entscheidungen für oder gegen eine Therapie kann leicht der Eindruck entstehen, dass Sie über Leben und Tod entscheiden. Wer kann schon wirklich frei entscheiden und eine Chemotherapie ablehnen, wenn alle Ärzte dies empfehlen? Auch Entscheidungen für oder gegen Operationen, Rekonstruktionen und andere chirurgische Eingriffe können weitreichende Folgen für Sie haben. Nebenwirkungen von Operationen und Therapien sind manchmal nicht mehr rückgängig zu machen. Sollte der Druck von außen zu stark werden und Sie kaum noch klar denken können, entscheiden Sie vorerst nichts. Obwohl Sie Krebs haben, heißt das noch lange nicht, dass Sie morgen sterben werden. In den meisten Fällen besteht keine unmittelbare Lebensgefahr, die Sie zum sofortigen Handeln zwingt. Selbst wenn viele Ärzte das so sehen und Sie deshalb drängen, sich zu entscheiden. Sie haben immer mindestens einige Tage oder Wochen Zeit, um die richtige Entscheidung zu treffen. Sie haben die Wahl und bestimmen Tempo und Zeitpunkt. Sie können auch in dieser Situation Ihren Weg gehen.

Sollte Ihre Erkrankung bereits fortgeschritten sein, kann es bedeuten, sich für eine weitere Chemotherapie oder für Ihre Lebensqualität zu entscheiden. Lassen Sie solche schwerwiegenden Entscheidungen innerlich heranreifen. Übereilen Sie nichts. Wenn Sie Bedenken gegen eine weitere belastende Therapie haben, gehen Sie ihnen nach, spüren Sie intuitiv, ob und wann Sie bereit sind, eine Entscheidung für mehr Lebensqualität zu treffen. Ebenso können Sie die Therapie zunächst beginnen und sie auch wieder beenden, um sich auf die Erhaltung Ihrer Lebensqualität und die Schmerzlinderung zu konzentrieren. Wenn Sie befürchten, mit dieser Entscheidung Ihr Leben um einige Wochen oder Monate zu verkürzen, wägen Sie ab, was Ihnen wichtiger ist: Hoffnung bis zuletzt mit körperlichen Strapazen durch die Chemotherapie oder Lebensqualität bis zuletzt. Es ist Ihre Entscheidung und es geht um Ihr Leben. Viele Frauen mit Krebs entscheiden sich im fortgeschrittenen Stadium Ihrer Krebserkrankung dafür, den Rest Ihres Lebens nicht mit einer weiteren Chemotherapie oder im Krankenhaus zu verbringen, sondern nach Hause zu gehen und die letzte Phase Ihres Lebens bewusst zu gestalten. Die Wahrscheinlichkeit, dass Sie durch den Abbruch einer Therapie früher sterben, ist gering, wenn man bedenkt, wie massiv die Nebenwirkungen vieler Therapien Körper und Lebensqualität beeinträchtigen. Viele Krebskranke leiden an den körperlichen Beeinträchtigungen, Schmerzen und Symptomen der Therapien mehr als am Krebs. Manche sterben sogar durch diese körperliche Belastung.

Die Entscheidung gegen eine weitere Therapie kann in Ihrer Umgebung auf Unverständnis stoßen. Ihr Umfeld befürchtet, dass Sie sich selbst aufgeben, und ringt mit eigenen Ängsten und Sorgen um Sie. Mit Ihrer Entscheidung wird Ihren Angehörigen und Freunden bewusst, dass Sie sich auf die letzte Phase einstellen. Dies zu akzeptieren ist nicht leicht. Ärztinnen und Ärzte geraten in einen Konflikt, da sie als Mediziner den Eid geschworen haben, Leben zu verlängern, so lange es geht. Deshalb schlagen sie Ihnen bis zuletzt weitere Behandlungsmöglichkeiten vor. Sie allein entscheiden und tragen die Verantwortung. Andere um Rat zu fragen hilft hier nicht, weil vermutlich bisher niemand in einer ähnlichen Situation war oder ist. Berücksichtigen Sie persönliche und spirituelle Werte bei Ihrer Entscheidung. Im Kapitel »Entscheidungen bringen Glück« (ab Seite 163) sind Übungen und Rituale beschrieben, mit denen Sie in dieser Situation zu einer klaren Entscheidung gelangen.

Mit Ihrer Entscheidung endet Ihr Leiden durch den Krebs nicht, jedoch die Schmerzen und Nebenwirkungen, die Sie durch die Fortführung der Therapie ertragen müssen. Sie nehmen sich selbst ernst und geben sich die Chance auf eine würdevolle Zeit bis zuletzt. Partner, Angehörige und Freunde werden Ihre Entscheidung begrüßen, wenn sie sehen, dass es Ihnen damit besser geht.

Familie, Freunde und Kollegen

Die Situation ist nicht einfach. Einerseits hoffen alle um Sie herum, dass Sie schnell gesund werden und wieder alles seinen normalen Gang geht. Andererseits spüren Familie, Freunde und Kollegen, dass diese Krankheit viele Lebensbereiche – auch die eigenen – umkrempeln wird und keine schnelle Lösung erreichbar ist. Selbst unter Schock stehend, wissen auch Familie, Freunde und Kollegen nicht, wie sie mit ihren Verlustängsten, Wut, Verzweiflung, Sorgen, Ratlosigkeit umgehen können. Mit Ihnen darüber sprechen oder es mit sich alleine ausmachen? Sie zusätzlich belasten, wo sie doch sehen, wie schwierig es für Sie ist? Die Lage ist wie nach einem selbst verursachten Unfall. Man wünscht sich nichts sehnlicher, als die Uhr zurückdrehen und die Sache ungeschehen machen zu können. Die Ohnmacht auszuhalten ist die große Herausforderung für Ihre Angehörigen und Freunde.

Das ging mir im Umgang mit meiner Mutter und meiner Freundin selbst nicht anders. Obwohl es mich nervte, von Familie und Freunden mitleidig, ängstlich und sprachlos angeschaut zu werden, hielt ich diese Ohnmacht selbst kaum aus und war genauso rat- und hilflos wie sie damals. Als Krebskranke fühlt man sich fast wie eine Täterin, als würde man ihnen etwas antun. Man liest zwischen den Zeilen die Ohnmacht der anderen. Mit ihrer eigenen Ohnmacht umzugehen ist die Aufgabe für Ihre Familienangehörigen, Freunde und Kollegen. Sie müssen lernen, dass sie nichts tun und dem geliebten Menschen nichts abnehmen können, sondern die Situation aushalten müssen. Das Einzige, was sie tun können, ist, bei Ihnen zu bleiben, zuzuhören und Sie auf Ihrem Weg zu begleiten – unabhängig von eigenen Bedürfnissen. Das wurde mir erst klar, als ich plötzlich als Tochter und Freundin betroffen war. Mehr gibt es nicht zu tun. Das ist schon eine ganze Menge und schwierig genug. Wer dies als Partner, Angehöriger, Freundin oder Freund, Kollegin oder Kollege vollbringt, leistet viel für Sie. Um dies leisten zu können, stellen die meisten ihre Gefühle zurück. Sie verbergen ihre Emotionen, um Sie zu trösten. Sie wirken stark und belastbar. Die Rollen sind klar verteilt. Sie sind das Opfer. Das ist erst einmal gut so. Doch auch die Gefühle der Ihnen nahestehenden Menschen müssen irgendwann ihren Platz bekommen.

Ratschläge geben ist eine beliebte Strategie vieler Menschen, um ihre Angst-, Wut- und Traurigkeitsgefühle zu kontrollieren. Anstatt ihre Ohnmacht- und Angstgefühle wahrzunehmen, verbreiten sie ungefragt ihre Weisheiten und Ratschläge, die von Ihnen als Schläge, als scheinheiliges Getue, als Verniedlichung der ernsten Lage und als Verleugnen der Realität empfunden werden können. Sie hören möglicherweise Sätze wie »Denk an die Leute, denen es noch schlechter geht«, »Sei froh, dass du keine Metastasen hast. Daran solltest du dich aufbauen«, »Denk halt nicht an deine Schmerzen, lenke dich ab«, »Oh Gott, jetzt hast du deine Fortbildung aufgegeben, dann kannst du dich ja gar nicht mehr ablenken«, »Ich wünsche dir, dass du deine Ängste in den Griff bekommst« oder »Je länger du weg bist, desto mehr Arbeit bleibt liegen«. Es kann sein, dass Ihnen die Wirkung dieser Worte erst später bewusst wird und Sie zunächst lächelnd reagieren, wenn Sie demjenigen gegenüberstehen. Zwischen den Zeilen können Sie die Hilflosigkeit herauslesen. Selbst wenn sie es nicht böse meinen, die Wirkung dieser Worte trifft Sie dennoch. Sie ärgern sich über solche Ratschläge und werden wütend. Das ist Ihr gutes Recht. Es ist der verzweifelte Versuch der anderen, ihre Hilflosigkeit zu verstecken und ihre Verunsicherung darüber, wie sie mit Ihnen umgehen und Sie ansprechen sollen. Anstatt ehrlicher Anteilnahme und dem Eingeständnis eigener Gefühle verharmlosen sie Ihre Situation. Die Angst, selbst mit einer Krebserkrankung konfrontiert zu werden, ist bei vielen Menschen groß. Sie wissen, dass auch sie sich irgendwann mit dem eigenen Tod auseinandersetzen müssen, und wollen dies vermeiden.

Seien Sie vorsichtig mit Ratschlägen zu der einen oder anderen Therapie. Viele hoffen, mit schnellen Entscheidungen und naheliegenden Lösungen, die Sache hinter sich zu bringen und bald wieder zur Tagesordnung übergehen zu können. Sie scheuen die tiefere Auseinandersetzung mit Krankheitsthemen, bei denen es nicht nur schwarz oder weiß gibt, sondern die Lösungen komplexer sind. Wer Ihnen zu einer Perücke rät, obwohl Sie Bedenken haben, hat vielleicht Angst davor, alle Konsequenzen einer Krebserkrankung zu Gesicht zu bekommen, und möchte lieber, dass Sie so tun, als sei nichts. Ihre eigene Ohnmacht auszuhalten und damit zu leben ist schon genug Aufgabe für Sie. Die anderen müssen ihre Ohnmacht mit sich selbst ausmachen. Lassen Sie sich nicht dazu verführen, Dinge nur deswegen zu tun, damit Ihr Umfeld sich erleichtert fühlt und deren Bedürfnisse befriedigt werden.

Regt sich bei Ihnen der Impuls, sich gegen solche Ratschläge zu wehren, dann tun Sie dies. Halten Sie sich von Menschen fern, die Angst und Unsicherheit hinter leeren Floskeln verstecken und nicht offen darüber sprechen wollen. Sollte es sich um nahestehende Personen handeln, die Ihnen wichtig sind, sprechen Sie Ihren Ärger offen an. Setzen Sie sich vermeintlich gutem Rat nicht länger aus. Sie benötigen Ihre ganze Energie für Ihre Genesung. Es gibt die Menschen, die angemessen mit ihrer eigenen Ohnmacht und ihren Ängsten umgehen können. Mit diesen ist ein Austausch und Dialog möglich sowie Nähe und Verbundenheit, die wirklich Trost spendet.

Für eine gelungene Kommunikation und erfüllende Beziehungen in Ihrer Familie, mit Ihrem Partner, Ihren Angehörigen, Freunden, Bekannten und Kollegen beantworten Sie folgende Fragen für sich selbst und teilen Sie Ihre Bedürfnisse und Wünsche den anderen mit:

- Welche familiären Verpflichtungen kann ich gerade nicht erfüllen? Was wünsche ich mir von jedem Einzelnen? Was kann ich geben? Wie und wann können wir miteinander reden und gut füreinander sorgen?
- Was wünsche ich mir von meinem Partner oder meiner Partnerin? Wie sage ich ihm, wenn ich seine Bedürfnisse nach Nähe gerade nicht erfüllen kann? Was benötige ich von ihm und er von mir? Wie gehen wir miteinander und jeder für sich mit den Herausforderungen um,

ohne den anderen zu belasten? Wie können wir uns gegenseitig unterstützen? Welche Rituale helfen uns, im Gespräch zu bleiben und gemeinsam Zeit zu genießen?

- Welchen Umgang wünsche ich mir mit meinen Eltern? Wie sage ich, dass ich nicht bemitleidet, sondern ernst genommen werden möchte? Wie viel Nähe und wie viel Distanz wünsche ich mir? Wie können Sie mich unterstützen? Kann ich etwas für sie tun?
- Was erwarte ich von meinen Kolleginnen und Kollegen? Wie sage ich ihnen, dass mich Gute-Laune-Postkarten und Ratschläge nerven? Wie teile ich mit, dass ich länger ausfalle? Wie kann ein Wiedereinstieg gelingen? Welchen Zeitrahmen benötige ich dafür? Welche Aufgaben kann ich (wieder) erfüllen und welche (noch) nicht?
- Wie reagiere ich auf die Frage »Wie geht es dir?« von Freunden und Bekannten, wenn es mir seit Wochen nicht gut geht? Wie gehe ich offen mit meinem Ärger, meiner Wut um, wenn mich ihre Ratschläge nerven? Erlaube ich mir, mich zurückzuziehen und weniger zu geben als zu nehmen? Kann ich mich dennoch weiter auf die Freundschaft verlassen?

Ein liebevoller Umgang in Ihrer Familie und mit Ihren Freunden ist die beste Medizin für Sie alle. Seien Sie so offen und ehrlich wie möglich. Sprechen Sie von sich selbst in Ich-Sätzen und versuchen Sie so oft es geht, sich über ihre gegenseitigen Bedürfnisse und Wünsche auszutauschen.

Verhalten Sie sich in Gesprächen mit Kolleginnen, Kollegen und Vorgesetzten offen und authentisch. Prüfen Sie, sobald Sie ein wenig Zeit und den Kopf frei dafür haben, arbeitsrechtliche Fragen und Antworten, damit Ihnen mögliche Konsequenzen Ihrer Aussagen immer klar sind. Oder bitten Sie eine Freundin darum, dass sie sich informiert und Ihnen das Wichtigste zusammenfasst. Informieren Sie sich über Fragen zu Arbeitsunfähigkeit, Schwerbehinderung,

Rehabilitationsmaßnahmen, Rentenansprüchen und -leistungen. Die zuständigen Stellen sind Versorgungsämter, Rentenversicherungsträger und Krankenkassen. Krebsberatungsstellen und Patientinnen-Initiativen in Ihrer Nähe bieten ebenfalls Beratungen und Broschüren zu diesen Themen an.

Krebskranke Frauen mit Kindern

Mütter mit Krebs stellen sich vor allem die Frage »Wie sage ich es meinen Kindern?«, und die Gedanken kreisen weiter: »Wie sage ich es altersgerecht dem einzelnen Kind?« und »Was sage ich, wie viel und wann?«. Jede dritte krebskranke Frau hat Kinder, die noch zu Hause leben. Gerade wenn Ihre Kinder bei Ihnen leben, spüren Ihre Kinder Ihre Stimmungen, erleben Ihre Emotionen, hören Gespräche am Telefon, mit dem Partner und Freundinnen. Ihre Kinder bekommen alles mit, auch wenn Sie ihnen nichts oder nur wenig sagen. Bedenken Sie dies, wenn Sie überlegen, ob und wie offen Sie mit Ihren Kindern über Ihre Erkrankung und mögliche Folgen sprechen. Ihre Kinder haben die gleichen Gefühle wie Sie: Verlustangst, Wut, Traurigkeit, Verunsicherung, Ohnmacht. Damit auch Ihre Kinder innerhalb der Familie darüber sprechen können, gehen Sie am besten offen und ehrlich sowie kind- und altersgerecht mit Ihrer Erkrankung um. Ihre Kinder haben ein Recht zu wissen, was mit Ihnen ist und wie es Ihnen geht. Klären Sie Ihre Kinder selbst auf, bevor sie es von anderen erfahren, dass Sie an Krebs erkrankt sind und dies eine lebensbedrohliche Krankheit sein kann. Ein Vertrauensverlust distanziert sie nur voneinander. Das hilft keinem. Die Krise kann Sie näher zueinander bringen und ihre Liebe füreinander vertiefen. Setzen Sie das nicht aufs Spiel mit dem Argument, Ihre Kinder schonen zu wollen. Sie schonen damit nur sich selbst und nicht Ihre Kinder.

Sind in Ihrer Familie mehrere Angehörige (Großeltern, Eltern, Kinder oder Mutter, Tochter, Schwester) an Krebs erkrankt, taucht die Frage der Vererbung auf. Mütter fühlen sich schuldig, dass sie den Krebs an die Tochter vererbt haben. Solche Schuldgefühle können Sprachlosigkeit auslösen, da diese Situation alle Beteiligten überfordert. Auch Rollen und Aufgaben können durcheinandergeraten, wenn nicht mehr klar ist, wer sich um wen sorgt, wer wen unterstützt, wer stark und wer bedürftig ist. Unausgesprochene Erwartungen und heimliche Vorwürfe können die Lage verschärfen. Um dieses Gefühls- und Gedankenchaos aufzulösen, machen Sie sich frei von jeglichen Schuldvorwürfen. Es trifft niemanden eine Schuld. Sprechen Sie miteinander über alle auftauchenden Gedanken und Emotionen. Dann kann sich das Chaos wieder auflösen.

Tritt in Ihrem Familienkreis Krebs häufiger auf, wird Ihnen möglicherweise eine genetische Beratung zu Ihrer Krebsart angeboten. Durch einen genetischen Test kann festgestellt werden, ob Ihr Krebs genetische Ursachen hat. Sollte Ihr Erkrankungsrisiko durch genetische Vorbelastungen erhöht sein, werden Ihnen weitere therapeutische Maßnahmen empfohlen. Das Verfahren ist nicht ganz einfach, die genetische Beratung umfangreich und die Auswertung des Gentests kann mehrere Monate dauern. Diese Zeit der Ungewissheit belastet zusätzlich. Informieren Sie sich deshalb genauestens über die Vor- und Nachteile einer solchen Beratung und damit verbundener Tests. Überprüfen Sie, ob Sie der Nutzen eines genetischen Ergebnisses überzeugt und Sie die medizinischen Empfehlungen beruhigen. Diese medizinischen Therapieempfehlungen bei genetisch bedingtem Krebs können sich für Krebspatientinnen und medizinische Laien mitunter krass anhören und unmenschlich und technisch wirken.

Mir empfahl die Gynäkologin der genetischen Beratung

eines großen Tumorzentrums im Falle einer genetischen Ursache das Brustdrüsengewebe meiner beiden Brüste entfernen und einen Brustaufbau machen zu lassen. Sie meinte, damit sei ich auf der sicheren Seite. Die Wahrscheinlichkeit, erneut an Krebs zu erkranken, sei dann so gering, wie die Wahrscheinlichkeit auf der Straße von einem Ziegelstein erschlagen zu werden und tot umzufallen. Sollte ein zweites Krebsgen gefunden werden, hätte ich ein erhöhtes Risiko an Eierstockkrebs zu erkranken, erklärte sie weiter und fragte, ob ich Kinder haben möchte. Ja, wie sehe es damit aus, fragte ich zurück, vor allem wenn ich eine Tochter bekäme. »Das ist gar kein Problem. In diesem Fall machen Sie zuerst zwei Jahre Hormontherapie, um den Brustkrebs zu bekämpfen, setzen die Medikamente dann ab, werden schwanger und im Alter von 40 Jahren lassen sie sich dann beide Eierstöcke entfernen. Wegen einer Tochter müssen sie sich auch keine Sorgen machen, bis sie in das Alter kommt, um an Brustkrebs erkranken zu können, also in 20 bis 30 Jahren; dann sind wir medizinisch soweit und haben alles im Griff.«

Völlig geschockt und irritiert über diese für mich zynische Haltung saß ich dieser jungen Ärztin gegenüber. Fragen zu ihren Aussagen und Vorhersagen konnte ich nicht mehr stellen, da ihr Piepser Alarm schlug und sie zu einem Notfall eilte. Von der psychologischen Beratung, die danach stattfand und vielleicht diese Schocknachrichten hätte abmildern können, bekam ich so gut wie nichts mehr mit. Ich fühlte mich erschlagen und erneut traumatisiert. Die Schulmedizin machte dem Vorwurf, eine Medizinmaschinerie zu sein, alle Ehre.

Ärzte und Therapien

Sich durch den Dschungel an Informationen über Krebs, Krebsarten, Behandlungsformen, kompetente Ärztinnen und Ärzte, alternative Therapien, Operationsrisiken,

Nebenwirkungen, Überlebenschancen und so weiter zu schlagen ist am Anfang der Krebserkrankung ein Kraftakt für viele Frauen. Wissen ist eine Strategie gegen die Angst. Das Wissen aus Büchern, Internet, Vorträgen, Arztgesprächen, Beratungen und Erfahrungen anderer Krebspatienten in »wichtig« und »unwichtig« einzuordnen benötigt jedoch geraume Zeit. Die Fülle an Informationen ist riesig und für Laien oft unüberschaubar und unverständlich. Es gilt, vertrauensvolle Informationen zu erhalten und zu entscheiden, auf welchen Rat verlasse ich mich und welchen Weg schlage ich ein. Sie benötigen professionelles Wissen gepaart mit Ihrem intuitiven Gespür, um die richtige Therapie, den richtigen Arzt und die richtige Klinik ausfindig zu machen.

Grundlage dafür ist Vertrauen zu Ihren behandelnden Ärztinnen und Ärzten. Sollten Sie dieses Vertrauen nicht haben, wechseln Sie den Arzt. Durch Informationen und Wissen können Sie Ihre Situation einschätzen und klar sehen, was jetzt notwendig ist. Fragen Sie Ihren Arzt alles, was Sie beschäftigt. Schütten Sie ihm auch Ihr Herz aus, obwohl er nicht Ihr Psychologe ist. So kann er sich ein Bild von Ihnen als Patientin machen und die passende Strategie für die Gespräche und Ihre Behandlung finden.

Am besten, Sie legen sich ein Frage- und Antwortbuch an wie ich es im vierten Kapitel empfehle (Seite 165). In den Gesprächen mit Ihrem Arzt erinnern Sie sich dann an die Fragen, die Sie zu Hause notiert haben. Umgekehrt können Sie noch Wochen später Empfehlungen, Befindlichkeiten, Meinungen und Erklärungen in Ruhe nachlesen. Bereiten Sie sich auf Ihre Arztgespräche vor, indem Sie Ihre Fragen und Argumente vor dem Termin aufschreiben. Gerade wenn Ihr Arzt wenig Zeit hat und Sie meist am Schluss noch schnell fragt, ob Sie noch was wissen wollen. Dann können Sie in Ihrem Fragebuch nachschauen, ob Sie alle Antworten erhalten haben.

Atmosphäre, Patientenorientierung und Freundlichkeit

in den Praxen und Kliniken, in denen Sie behandelt werden, sollen zu Ihrem Wohlbefinden während Ihrer Aufenthalte dort beitragen. Ihre behandelnden Ärzte sollten für Sie stets auch telefonisch erreichbar sein, damit Sie auf schnellem Wege Informationen erhalten und Einschätzungen abklären können. Sind Sie mit einem Verhalten oder Vorgehen in Ihrer Arztpraxis oder Klinik nicht einverstanden, sprechen Sie dies sofort an. Für Ihre Ärzte sollte Ihre Zufriedenheit mit deren Leistungen ganz oben stehen, denn schließlich verdienen sie Geld mit Ihnen. Mit Ihrer Kritik helfen Sie auch, die Atmosphäre und den Umgangston für andere Frauen zu verbessern.

Ich sollte bei meinem Onkologen bereits ohne Kleidung auf der Liege auf ihn warten, bevor ich ihn überhaupt zu Gesicht bekam. Mit dieser Empfehlung öffnete mir seine Arzthelferin regelmäßig die Tür zum Behandlungszimmer. Ich fühlte mich sowieso schon ausgeliefert und jetzt auch noch halb nackt auf den Arzt warten zu müssen empfand ich als entwürdigend. Ich beschloss, dies nicht mehr zu tun. Es war kein Problem für meinen Arzt. Darüber war ich froh. Das war wichtig für mein Vertrauen, dass ich bei ihm gut aufgehoben war.

Vertrauen hängt auch von der Kommunikation mit Ihren Ärzten ab. Beantworten sie Ihre Fragen in einer verständlichen Sprache, so dass Sie alles verstehen? Nehmen sie sich genügend Zeit für Sie? Stellen sie von sich aus Fragen an Sie? Wie stehen sie zu alternativen Therapien? Wie reagieren sie auf Fragen, die deutlich machen, dass Sie sich selbst informiert haben? Wie gehen Ihre Ärztinnen und Ärzte mit einer kritischen und selbstbewussten Patientin um? Wenn Sie diese Fragen überwiegend positiv beantworten, werden Sie als Patientin ernst genommen. Geben Sie die Verantwortung für Ihre Behandlung nicht an Ärzte ab, behalten Sie die Verantwortung für alles, was in der Medizinmaschinerie besprochen, geplant und durchgeführt wird. Achten Sie auch auf die Kommunikation mit den Mitarbeiterinnen und Mitarbeitern in Ihrer Arztpraxis. Gibt es eine Vertretung in der Urlaubszeit? Sie sollten sich rundum gut informiert, versorgt und sich, soweit dies möglich ist, wohlfühlen.

Nehmen Sie sich ernst und alle Zeit, die Sie bei Arztterminen benötigen, um beruhigt und zufrieden die Praxis zu verlassen. Selbst wenn es hektisch zugeht, stellen Sie Ihre Fragen, fordern Sie Aufklärung und bestehen Sie auf Antworten. Ihr Arzt ist verpflichtet, Ihnen medizinische Fachbegriffe auf einfache Weise zu erklären, bis Sie alles verstanden haben. Fragen Sie nach anderen Medikamenten, wenn Sie eine Unverträglichkeit entwickelt haben. Fragen Sie nach Schmerzmitteln, wenn Sie Schmerzen haben. Lassen Sie sich Massagen, Physiotherapie oder andere Hilfsmittel verschreiben, wenn Sie diese benötigen. Bitten Sie um Arbeitsunfähigkeitsbescheinigungen, wenn Sie nicht arbeiten können, und zwar so lange, wie Sie es für Ihren Heilungsprozess nötig erachten. Sie haben einen Anspruch auf eine Behandlung, die den aktuellen Standards entspricht, und es hängt nicht vom guten Willen Ihres Arztes ab, Sie mit dem Nötigen zu versorgen. Auch sollte Ihr Arzt ganzheitlichen, psychotherapeutischen, biologischen und alternativen Heilmethoden gegenüber aufgeschlossen sein oder diese zumindest respektieren, wenn Sie davon sprechen. Auch Schulmediziner sollten andere Heilmethoden tolerieren. Sie haben Krebs, nicht Ihr Arzt. Er weiß nicht, wie es sich anfühlt und wie er sich in Ihrer Situation verhalten würde.

Die meisten Ärztinnen und Ärzte behandeln Sie nur aus der Perspektive des Mediziners. Das ist gut so. Denn dies garantiert, dass Ihnen die allgemein üblichen und aktuellen Standardtherapien vorgeschlagen werden und Sie diese in Anspruch nehmen können. Viele Patientinnen wünschen sich oft mehr als das und sind enttäuscht, wenn sie emotional und seelisch nicht aufgefangen werden. Ihr Arzt ist Schulmediziner und kein Psychotherapeut oder

Lebensberater. Er hat vielleicht kein Ohr für Reiki-Sitzungen oder geistiges Heilen. Er ist eventuell skeptisch gegenüber mancher Ihrer – in seinen Augen esoterischen – Ideen. Wenden Sie sich für diese Bedürfnisse an die Ansprechpartnerinnen und Beraterinnen, die dafür ausgebildet und qualifiziert sind. Überfordern Sie Ihren Arzt nicht. Dann sind Sie nicht enttäuscht, wenn er Ihre anderen Anliegen nicht befriedigt.

Versuchen Sie, stets die Verantwortung darüber zu behalten, welche Medikamente, Therapien, Behandlungen Sie durchführen wollen, welche Ihnen sinnvoll erscheinen und von denen Sie überzeugt sind. Dazu ist es notwendig, dass Sie zumindest grob verstehen, wie etwas wirkt und welchen Nutzen Sie davon haben. Wenn Sie schon durch den Krebs in die Medizinmaschinerie geraten sind, achten Sie darauf, dort in jeder Hinsicht »heil« wieder herauszukommen. Die Vielzahl der medizinischen Möglichkeiten ist groß, mit Krebstherapien wird viel Geld verdient und oft ist nicht klar, ob die vorgeschlagenen Therapien auch wirklich individuell bei Ihnen wirken. Deshalb sollten Sie zumindest selbst daran glauben und überzeugt sein, damit die Therapie auch wirkt. Kritische Prüfungen und Überlegungen, ob und welche Therapie Sie machen möchten, sind immer angebracht, denn die meisten Krebstherapien haben Nebenwirkungen und Folgen für Ihre körperliche Verfassung (auch wenn die meisten Folgen nach Beendigung der Therapie häufig wieder verschwinden).

Negative Befunde sind positive Nachrichten bei Krebs. Der Erhalt von Befunden, Ergebnissen von Untersuchungen, Tumormarkern, Blutwerten und vieles mehr ist immer eine heikle Angelegenheit. Wieder schlechte Nachrichten zu erhalten ist am meisten gefürchtet, der Super-Gau für jede Frau mit Krebs. Je mehr Untersuchungen, Blutabnahmen und Tests Sie machen lassen, desto mehr Befunde erhalten Sie. Ergebnisse können beruhigen, wenn Sie »negativ« ausfallen. Sie haben wieder einen Schritt in Richtung Gesundung geschafft. Ergebnisse können aber auch Ihre Ängste verschlimmern. Grundsätzlich ist es notwendig, anhand von Befunden und Untersuchungsergebnissen Entscheidungen für die weitere Behandlung zu treffen. Manchmal habe ich jedoch den Eindruck bekommen, dass die Zahlen der Ergebnisse die Stimmung mehr als das eigene reale Wohlbefinden beeinflussen. Liegen die Tumormarker niedriger als letztes Mal, fühlen Sie sich beruhigt, liegen sie höher, tauchen die bekannten Ängste wieder auf. Erst mal sind es nur Zahlen, die nichts über Ihre Zukunft aussagen. Sie gehen nach dem Befund nach Hause und müssen die nächsten Tage und Nächte damit verbringen, sich emotional wieder zu fangen, wenn die Zahlen schlechter geworden sind. Achten Sie immer auch auf Ihr Befinden, selbst dann, wenn das Vertrauen in Ihre Wahrnehmung durch den Krebs erschüttert wurde. Machen Sie sich nicht von schulmedizinischen Befunden abhängig. Ob Sie wieder gesund werden, hängt nicht von Zahlen ab.

Bei meiner Mutter habe ich es sehr belastend erlebt, wenn sie alle vier Wochen mit neuen Tumormarkerzahlen nach Hause kam und je nach Ergebnis freudestrahlend oder zu Tode betrübt war. Letzten Endes änderte es nichts am Fortschreiten ihrer Krankheit. War es dazu wirklich notwendig, sich alle vier Wochen neue Zahlen zu verabreichen? Immer wieder die gleichen Gefühle auszulösen: Freude oder Angst? Manchmal kam bei mir der Verdacht auf, dass ihr Arzt mit seiner eigenen Ohnmacht gegenüber dem Fortschreiten des Krebses nicht zurechtkam und deshalb immer wieder überprüfen wollte, ob seine Therapie nicht doch endlich anschlug. Als Angehörige tat es mir weh, mit ansehen zu müssen, wie Zahlen über ihre Zuversicht entschieden. Am Tag vor dem Termin war sie voller Hoffnung, die mit einem Schlag zunichtegemacht wurde, wenn die Zahlen schlecht ausfielen. Wäre es nicht heilsamer gewesen, in der Zuversicht zu bleiben? Angesichts der erwiesenen Tatsache, dass Menschen das Vorausgesagte erfüllen, wäre es für viele Patientinnen sehr »gesund«, wenn ihnen ihre Ärzte sagen würden: »Sie sind ernsthaft krank, jedoch: Sie werden wieder gesund!« Wenn Glaube Berge versetzt, dann können solche Ermutigungssätze zur Heilung beitragen. Ihre Glaubenssätze und Ihre Haltung beeinflussen Ihre Heilung ebenso wie die medizinischen Behandlungen.

Eine Ärztin bezeichnete mich in einem Gespräch über alternative Behandlungsmethoden als »Hochrisikopatientin«. Sie begründete dies mit meinem jungen Alter und der familiären Vorbelastung. Das Wort »Hochrisikopatientin« erschreckte mich: »Bin ich etwa hoch riskant? Für wen? Habe ich ein hohes Risiko, noch mehr Krebs zu bekommen oder noch mehr daran zu sterben? Oder bin ich ein Risiko für die medizinischen Statistiken? Ist jede Krebstote eine Niederlage im Zeitalter der medizinischen Allmachtsfantasien?« Ich habe diese Ärztin nicht weiter konsultiert. Sprache beeinflusst unser Denken. Ich wollte mich nicht weiter mit dem Denken beschäftigen, ein hohes Risiko zu haben oder zu sein. Ich wollte wieder gesund werden.

Professionelle und verständnisvolle Ärztinnen und Ärzte, die offen und ehrlich mit mir sprachen und bei denen ich das Gefühl hatte, voll und ganz respektiert zu sein, und zwar als Patientin und als Frau, wurden mir im Laufe meiner Krankheitsgeschichte immer wichtiger. Ich wollte von Ärzten behandelt werden, die trotz ihres medizinischen Hintergrunds einen gesunden Menschenverstand besaßen und auch mit Gefühlen umgehen konnten. Warum sollte ich ausgerechnet bei meinem Arzt immer stark sein und Traurigkeit, Wut oder Angst wegdrücken? Ich wollte kritische Fragen stellen dürfen und verlangte, dass sie sich die Zeit nahmen, mir etwas so lange zu erklären, bis ich es verstand. Ich nahm mich selbst ernst und wurde ernst genommen.

Ein würdevoller, respektvoller und freundlicher Umgang mit Patientinnen und eine angenehme Atmosphäre ist überall Voraussetzung dafür, dass Menschen wieder gesund werden. Suchen Sie sich (Behandlungs-)Orte, an denen Ihnen diese Wertschätzung entgegengebracht wird.

Lebensgestaltung

Ihr Leben verändert sich durch den Krebs – zwangsläufig. Warum sollte »danach« alles so bleiben wie bisher? Mehr oder weniger freiwillig passen Sie sich der neuen Situation an, nehmen Veränderungen hin, nutzen die Zwangspause, um sich zu hinterfragen, und beginnen, Ihr Leben neu zu gestalten. Neben Arbeitsunfähigkeit, Schwerbehinderung, finanziellen Fragen, psychosozialer Beratung, Pflegestufen und Rentenanträgen geht es zunächst um Ihre konkrete Lebensgestaltung in Ihrem beruflichen, familiären und persönlichen Alltag.

Als Angestellte ist nach der Diagnose meist klar, dass Sie in der Regel bis zu sechs Wochen arbeitsunfähig sind und ihre berufliche Tätigkeit unterbrechen. In dieser Zeit bezahlt Ihr Arbeitgeber Ihnen Ihr Gehalt weiter. Danach haben Sie Anspruch auf Krankengeld, und Ihre Grundsicherung ist somit gewährleistet. Wegen der mitunter lang andauernden und körperlich belastenden Therapien ist es für die meisten Frauen ratsam, eine Auszeit von Ihrem Job zu nehmen und weiter krankgeschrieben zu sein. Ihr Krankenstatus kann sich zeitlich zwischen Wochen, Monaten und mehreren Jahren bewegen. Dies hängt individuell ab von den notwendigen Therapien und Ihrer anschließenden Gesundung. Manche Frauen arbeiten während der Chemotherapie und der Bestrahlungen. Sie möchten sich »normal« fühlen und benötigen die Ablenkung. Sie werden schnell merken, was für Sie passt. Natürlich beeinflusst Ihre körperliche und seelische Verfassung Ihre Entscheidung. Überprüfen Sie in allen Therapiephasen, ob diese äußeren Rahmenbedingungen noch stimmen oder korrigiert werden müssen. Vor allem nach einer Anschlussheilbehandlung können Sie nicht automatisch davon ausgehen, sofort wieder arbeiten zu können. Wenn Sie es sich leisten können, gönnen Sie sich als Gesunde nach der Kur erst mal einen Urlaub und erholen sich von der Krankheit. So kommen Sie auf sanfte Weise in Ihren Alltag zurück. In der Kur oder im Urlaub können Sie Abstand gewinnen vom Krankheitsalltag der letzten Wochen und Monate. Sie werden frei im Kopf für neue Ideen und Wünsche zur Gestaltung Ihres Lebens.

Nach Wochen der Abwesenheit von Ihrer Familie, Ihrem Freundes- und Bekanntenkreis und Ihrer gewohnten Umgebung fühlen Sie sich zu Hause womöglich unsicher. Wundern Sie sich nicht, wenn Sie nach wochenlangem Eingebundensein in medizinische und therapeutische Behandlungen, nach einer Reha-Maßnahme oder einem Krankenhausaufenthalt, plötzlich in ein Loch fallen, weil Ihr Tagesablauf nicht mehr von außen bestimmt ist. Wochen- und monatelang war es Ihr einziges Ziel, diese Meilensteine Ihrer Krankheitsgeschichte hinter sich zu bringen. Sie haben Ihre gesamte Energie darauf ausgerichtet. Nun haben Sie es geschafft. Doch was kommt jetzt? Es ist wie nach den Prüfungen in der Schule. Man lebt wochenlang auf den einen Zeitpunkt hin und wenn das Ziel dann erreicht ist, fühlt man sich leer. Das ist symptomatisch und ganz normal.

Sie stehen am Übergang zwischen Ihrem alten Leben und Ihrem zukünftigen Alltag. Jetzt sind Sie nicht mehr krank, sondern endlich wieder unter den Gesunden. Jetzt können Sie wirklich spüren, wie es Ihnen geht, was Sie tun möchten und wo Sie Ihre Lebensreise hinführt:

- Wie fühlt sich mein Alltag nach diesem Ausnahmezustand jetzt an?

- Benötige ich eine weitere Arbeitsunfähigkeit, um mich weiter zu regenerieren?
- Freue ich mich auf meinen Alltag?
- Möchte ich Veränderungen in meinem familiären, beruflichen und persönlichen Bereich? Wenn ja, welche? Wie setze ich meine Ideen um?
- Wie gestalte ich meine berufliche Wiedereingliederung, um mich langsam an meinem Arbeitsplatz einzugewöhnen?

Ihre Wünsche an die berufliche Wiedereingliederung besprechen Sie am besten mit Ihrem Arbeitgeber. Ihre Krankenkasse muss dem vereinbarten Wiedereingliederungsplan zustimmen. Sie legen fest, wie viele Stunden Sie täglich von wann bis wann arbeiten wollen. Sie können Ihre Arbeitszeit wochen- oder monatsweise langsam steigern und so Ihre Belastbarkeit testen und sich langsam an die Anforderungen gewöhnen. Dies ist sinnvoll nach den tiefgehenden Erfahrungen und den körperlichen und seelischen Belastungen der Wochen und Monate zuvor. Lassen Sie sich Zeit mit der Wiedereingliederung an Ihrem Arbeitsplatz, damit Sie körperlich mithalten können und seelisch stabil bleiben. Natürlich besteht immer die Möglichkeit, sich wieder krankschreiben zu lassen, wenn es zu viel wird. Mit einer schonenden und realistischen Planung Ihrer Belastbarkeit ersparen Sie sich das jedoch.

Geldsorgen

Finanzielle Existenzängste wegen Lohn- oder Gehaltsausfall, mitunter kostspieliger Krebstherapien, Krankengeldbezug über mehrere Monate oder nicht geleisteter Unterhaltszahlungen belasten viele Frauen mit Krebs neben den gesundheitlichen Sorgen. Prüfen Sie deshalb Ihre Ansprüche auf staatliche Leistungen und Versicherungsleistungen: Bezug von Übergangsgeld während der Reha, Zeitrente der

Deutschen Rentenversicherung, Erwerbs- oder Berufsunfähigkeitsrente durch die private und/oder gesetzliche Rentenversicherung, Arbeitslosengeld bzw. Grundsicherung von der Agentur für Arbeit, Wohngeld von Ihrer Stadt/Gemeinde etc. Es gibt zahlreiche Ermäßigungen und Befreiungen von Gebühren, falls Sie über geringe Einkünfte verfügen: Rundfunkgebühren, Krankenversicherungsbeitrag, Ermäßigungen und Steuererleichterung durch die Schwerbehinderung etc. Beratung hierzu erhalten Sie bei den Kostenträgern direkt oder bei den Beratungsstellen für Krebsbetroffene und bei den Patienten-Initiativen.

Hilfsfonds von Organisationen, Stiftungen und Vereinen unterstützen Krebskranke, die durch die Erkrankung in finanzielle Not geraten sind. Die Deutsche Krebshilfe greift zum Beispiel Familien, Alleinerziehenden, Sozialhilfeempfängern, Rentnerinnen und Rentnern finanziell mit dem Härtefonds unter die Arme. Scheuen Sie sich nicht, Unterstützungsleistungen zu beantragen. Finanzielle Existenzängste sollten Sie möglichst nicht zusätzlich belasten.

Ihr Familiensystem und Ihr Freundes- und Bekanntenkreis sind in Bewegung geraten. Vermutlich hat sich Ihr Verhalten bereits verändert, Ihre körperliche Belastbarkeit ist nicht mehr wie früher und Ihre emotionale Stabilität ist anfälliger. Die Menschen in Ihrer Umgebung stellen sich plötzlich selbst Sinnfragen zu ihrem Leben – ausgelöst durch Ihre Erkrankung. Ihr Partner beginnt, sich und sein Dasein zu hinterfragen. In Ihnen reifen neue Lebenspläne heran. Das Ende von Beziehungen und Trennungen, mitunter auch vom Partner, zeichnet sich nicht selten nach Krisen ab. Ihr privates und persönliches Umfeld verändert sich. Sie müssen nicht immer diejenige sein, die bewegt und neu gestaltet. Selbst wenn die Veränderungen mit Abschieden verbunden, schmerzhaft und traurig für Sie sind, so sind sie doch notwendig. Hinterfragen Sie Ihre Beziehungen. Sorgen Sie dafür, dass Sie zufrieden und erfüllt sind in Ihrer Partnerschaft und in Ihren Beziehungen und dass Sie sich sozial geborgen fühlen.

In Ihrer persönlichen Entwicklung stehen Sie vor einem großen Schritt. Ob Sie es wollen oder nicht, es bleibt Ihnen nicht viel übrig, als sich neu auszurichten. Sinnfragen, spirituelle Fragen und Fragen nach den persönlichen Werten für Ihr weiteres Leben tauchen auf. Die Reflexion von Lebensfragen sorgt für neue Entwicklungen in Ihrer privaten und beruflichen Zukunft. Worauf warten Sie noch? Legen Sie los, wenn sich Veränderungen schon abzeichnen und Ihre Ideen bereits sprudeln:

- Was macht mir am meisten Freude? Woran habe ich Spaß? Wobei empfinde ich Lebenslust?
- Was möchte ich beenden? Was hat mir vor dem Krebs nicht gut getan? Was lasse ich los?
- Was möchte ich erreichen? Wo möchte ich hin? Wie soll mein Leben und Arbeiten in Zukunft aussehen?

Der Rest Ihres Lebens hat begonnen. Das Lebenslust-Prinzip hilft Ihnen dabei, sich selbst besser, anders und neu kennen zu lernen.

3. Das Lebenslust-Prinzip

Lebenslust und Krebs

Das passt wunderbar zusammen. Es gibt viele Geschichten von Menschen, die durch Unfälle, Erkrankungen oder Schicksalsschläge ihr Leben von heute auf morgen verändert, neu gestaltet haben. Haben Sie schon bemerkt, dass Sie seit Ihrer Diagnose einen Hang zum Galgenhumor entwickeln? Sich über manche Alltagsdinge gar nicht mehr aufregen? Das ist es, was wir durch diese Krankheit lernen. Die Konfrontation mit dem möglichen Tod hilft uns, das Wesentliche zu sehen und alles Unwichtige wegzulassen. Ein Leben angesichts des Todes ist ein Leben voller Lebenslust. Was gibt es noch zu verlieren? Nichts. Es gibt etwas zu gewinnen: Lebenslust.

Zugegeben, wenn man gerade mitten in der Krise einer Krebserkrankung steckt, Therapien über sich ergehen lassen muss, Schmerzen hat oder Angst vor dem Tod, hört sich das leichter an, als es ist. Alles hat jedoch zwei Seiten und die andere Seite von Krebs ist Lebenslust. Wenn Sie genau hinschauen, entdecken Sie in jeder schwierigen Situation auch die Lebenslustseite. Damit Sie leichter durch diese schwierige Phase gehen, sie aushalten oder gar verändern können, habe ich die Lebenslust-Strategien entwickelt. Sie helfen Ihnen, Ihre Lebenslust (wieder) zu entdecken oder zu erhalten. Mit den Lebenslust-Strategien schulen Sie Ihre Intuition und Ihr Bauchgefühl. Die Diagnose Krebs erschüttert das Vertrauen in die eigene Wahrnehmung und in den Körper besonders: Sie haben vor der Diagnose nicht gespürt, dass Sie so schwer krank sind. Daher ist es jetzt wichtig, das Vertrauen in Ihre Wahrnehmung und Ihren Körper zurückzugewinnen. Die Übungen und Rituale, die den jeweiligen Situationen, Gefühlen und Herausforderungen zugeordnet sind, helfen Ihnen dabei. Sie beginnen damit, Ihr Leben neu zu gestalten, sich anders zu verhalten, andere Dinge zu tun, andere Menschen zu treffen und so weiter. Spielen Sie mit Ihrem Leben und erfahren Sie, wie viel Freude das Leben macht. Sie können die Lebenslust-Strategien nach Lust und Laune oder den Themen entsprechend anwenden. Das Lebenslust-Prinzip ist das Rezept. Die Strategien sind die Medizin.

Die 3 Schritte des Lebenslust-Prinzips

Das Lebenslust-Prinzip ist auf langfristige Veränderungen und Herausforderungen genauso anwendbar wie in einzelnen Situationen und bei Gefühlen, denen Sie im Laufe der Zeit immer wieder begegnen. Probieren Sie es aus. Bestimmen Sie Ihr Leben mit und nach der Diagnose Krebs selbst. Erleben Sie Lebenslust in den kleinen und großen Themen.

Die drei Schritte zur Lebenslust sind:
1. Bewusst werden
2. Verantwortung übernehmen
3. Entscheidungen treffen

1. Schritt: Bewusst werden

Seine Situation einmal von außen betrachten, sich selbst beobachten und seine Gefühle wahrnehmen ist der erste Schritt zu mehr Lebenslust. Herauszufinden, wie Sie sich fühlen und in welcher konkreten Situation Sie sich gerade befinden, erfordert Mut. Es ist nicht leicht, sich Gefühle wie Traurigkeit, Wut und Verzweiflung einzugestehen. Man wünscht sich sehnlich, dass die Krise und die damit verbundenen Gefühle schnellstmöglich vorbeigehen. Alles geht vorbei. Doch zuvor wollen diese Gefühle gesehen, erlebt, ausgehalten und ausgedrückt werden, immer wieder. Beginnen Sie, den Fokus auf sich, Ihren Körper und Ihre innere Stimme zu lenken. Nehmen Sie sich ernst. Schließlich handelt es sich um eine ernsthafte Erkrankung. Nehmen Sie wahr, wie Sie sich körperlich fühlen. Hören Sie auf Ihre innere Stimme. Was sagt sie Ihnen?

Wenn Sie bereits geübt darin sind, Ihren Körper und sich selbst genau zu beobachten, und Erfahrungen mit persönlichen Entwicklungsprozessen gemacht haben, dann können Sie dies in Form eines inneren Dialogs tun. Ich nenne es den Dialog mit der Seele. Wenn Sie damit bislang nicht vertraut sind oder die Situation zu schwierig ist, ist es hilfreich, diesen Dialog aufzuschreiben. Am besten, Sie legen sich ein Tagebuch an, dem Sie Ihre Sorgen, Gedanken und Gefühle anvertrauen. Das hilft beim Reflektieren. Seien Sie dabei so ehrlich wie möglich. Gestehen Sie sich auch die peinlichsten und schmerzhaftesten Gefühle und Gedanken ein. Das befreit. Damit Sie ganz ehrlich sein und auch Ihre tiefsten Ängste und Sorgen ausdrücken können, stellen Sie sicher, dass niemand Zugang zu Ihren Aufzeichnungen hat.

Wenn Ihnen das freie Schreiben schwerfällt, können Ihnen die folgenden Fragen helfen:

1. Wie fühle ich mich heute?
2. Wie geht es mir wirklich?
3. Wie geht es mir körperlich?
4. Was sagt meine Seele?
5. Was sagt meine innere Stimme?
6. Was sagt mein inneres Kind?

Tipp:
Legen Sie sich ein Notiz-, Tage- oder Heilungsbuch an oder lassen Sie es sich schenken. Darin können Sie dann auch Ihre Fragen für Arzt- und Beratungstermine notieren. So vergessen Sie nichts, wenn Sie aufgeregt sind.

Die Botschaft Ihrer Situation verstehen lernen

Während des vierten Zyklus meiner Chemotherapie habe ich Hingabe und Loslassen gelernt. Mit jedem Zyklus ließen meine körperlichen Kräfte nach. Mit Mühe erholte sich mein Immunsystem vor jedem Zyklus so weit, dass mit den Infusionen begonnen werden konnte. Nach der letzten ambulanten »Vergiftung« meines Körpers fuhr ich – wie nach den anderen Behandlungen vorher auch – zu meinem Freund, legte mich auf sein Sofa und ließ mich von ihm versorgen. Mir ging es mehrere Tage sehr schlecht. Ich hatte das Gefühl, mich gar nicht mehr zu erholen. Ständig war mir von all den Zytostatika übel. Die Medikamente gegen Übelkeit wirkten nicht mehr. Ich hatte Halluzinationen und war mit den Nerven völlig fertig. Schon der Anblick meines rot gefärbten Urins (eine Nebenwirkung der Chemotherapie) erzeugte in mir Übelkeit. Ich konnte nicht mehr aufstehen, nichts essen und nichts trinken. Ich lag auf diesem Sofa und konnte nur noch atmen, schlafen, aufwachen, weiteratmen. Ich musste mich diesem Zustand völlig hingeben. Ich konnte nichts mehr tun, nicht mehr handeln, nichts mehr wollen, nichts mehr denken. Ich ergab mich meinem Körper, der inzwischen von den Therapien – nicht vom Krebs – so schwach geworden war. Es war eine Art Zwangsmeditation.

Ich weiß nicht mehr, wie lange dieser Zustand anhielt oder ob mein Freund dies überhaupt mitbekam. Für mich war es ein Schlüsselmoment. Ich lernte, nichts zu tun. Ich lernte endlich, völlig loszulassen, die Kontrolle abzugeben – was mir schon immer schwerfiel – und mich meinen körperlichen Gegebenheiten vollkommen hinzugeben. Nach drei Tagen ging es mir langsam besser und sehr viel später wurde mir bewusst, dass ich in dieser Zeit ein neues Vertrauen zu mir selbst gewonnen hatte. Vertrauen, dass alles von alleine vorbeigeht. Dass ich gar nichts tun muss. Dass nicht alles in meiner Hand liegt. Dass ich mich versorgen lassen kann. Dass ich nicht so leicht sterbe. Vertrauen in andere Menschen – was mir ebenfalls schwerfiel. Vertrauen in mein Leben. Das anscheinend noch nicht zu Ende war.

Um die Botschaft Ihres Körpers oder Ihrer Situation zu verstehen, hören Sie Ihrem Körper genau zu und lernen Sie von ihm. Achten Sie auf seine Signale. Er weist Ihnen den Weg mit den folgenden Fragen:

1. Wozu zwingt mich die Situation?
2. Woran hindert mich die Situation?
3. Was kann ich noch tun?
4. Was kann ich nicht mehr tun?
5. Was bedeutet die Situation für meine persönliche Entwicklung?

Tipp:
Achten Sie darauf, die Krebserkrankung nicht als Ausrede zu benutzen. Krebs ist eine ernste Erkrankung und eventuell bedeutet sie, dass das Leben zu Ende geht. Dennoch sind Sie nicht nur Opfer dieser Krankheit. Schauen Sie sich auch die andere Seite der Medaille an: Sie erhalten damit auch die Chance, sich bewusst zu werden, wie Sie den Rest Ihres Lebens verbringen wollen. Egal ob dieser Rest Wochen, Monate, Jahre oder Jahrzehnte dauert. Falls Sie Ihrer Umwelt dabei manchmal etwas verrückt erscheinen, können Sie den Krebs ja als Ausrede benutzen – das habe ich mir manchmal erlaubt.

2. Schritt: Verantwortung übernehmen

Im zweiten Schritt geht es darum, die Verantwortung für Ihr Leben zu übernehmen. Damit meine ich nicht, die Schuldfrage zu stellen, warum Sie diese Krankheit bekommen haben. Sondern übernehmen Sie die Verantwortung für Ihre Gegenwart und Zukunft.

Vergangenheit: Verzeihen und versöhnen

Ich habe viele Antworten auf die »Warum (habe ich den Krebs bekommen)-Frage« gefunden: eine Abtreibung, meinen Freund betrogen, nicht zu mir selbst gestanden, meine Grenzen nicht geachtet, immer für andere da gewesen, Helfersyndrom und so weiter und so fort. Doch dieser Blick hilft nicht weiter. Die Schuldfrage entspringt einer alten Zeit. Es gibt eine Vielzahl von alten und modernen Krebsmythen. Geben Sie einmal bei Google das Wort »Krebsmythen« ein und Sie werden überrascht sein, mit welchen Zuschreibungen Frauen mit Krebs konfrontiert sind. Diese Mythen haben eine Wirkung. Wir überlegen ja selbst auch, ob vielleicht zu enge BHs, das falsche Deo, unmoralisches Verhalten an unserer Krebserkrankung Schuld sind.

Diese Frage haben Sie sich wahrscheinlich selbst längst gestellt. Vielleicht hilft Ihnen der Gedanke, dass Sie unter den damals vorgefundenen Bedingungen nur diese Entscheidung treffen konnten. Sich weiter dafür zu verurteilen hilft Ihnen überhaupt nicht weiter. Ein schlechtes Gewissen ist kein Gefühl, sondern entsteht aus der Bewertung eines Verhaltens. Stehen Sie zu Ihrer Vergangenheit, Ihren Handlungen, und verzeihen Sie sich selbst. Nachdem ich dies getan hatte, konnte ich mich bei mir selbst entschuldigen und mich mit mir und den anderen versöhnen. Übernehmen Sie die Verantwortung für Ihr bisheriges Leben, ohne sich dafür zu verurteilen.

Gegenwart: Hegen und Pflegen

Ihr gegenwärtiges Leben inmitten einer Krebserkrankung ist von zahlreichen Behandlungen über Monate geprägt und von widerstreitenden Gefühlen und Herausforderungen begleitet. Körper, Seele und Geist werden von diesen äußeren Gegebenheiten und inneren Prozessen stark beansprucht. Damit Sie wieder ganz gesund und heil werden, benötigt Ihr Körper mehr als nur die Standardtherapien der Schulmedizin. Als meine Mutter mal wieder enttäuscht war, dass ihre Tumormarker trotz Chemotherapie gestiegen waren, sagte ihr Hausarzt zu ihr: »Schulmedizin ist wie Skifahren ohne Mütze, Schal und Handschuhe.« Vergessen Sie also nicht, auf dem Weg zu Ihrer Heilung Mütze, Schal und Handschuhe mitzunehmen. Nach welchem Muster Ihre Mütze gestrickt ist, entscheiden Sie. Naturheilkunde, Gesprächstherapie, biologische Krebsabwehr, Vitamine, Ernährung, Sport, Entspannung, Visualisierungen, psychosomatische Behandlungsweisen, schamanische Heilarbeit, Reiki oder was auch immer es ist: Nutzen Sie die Vielfalt des Angebots. Die Therapie sollte zu Ihnen und Ihrer Geschichte passen und Sie in der Bewältigung der Krise unterstützen.

Suchen Sie sich das für Sie passende Verfahren aus, um Ihre Lebensqualität und Ihr Wohlbefinden zu steigern. Mit diesem Buch erhalten Sie einfach anwendbare Übungen, Rituale, Anregungen, Anleitungen und Tipps, um auf der emotionalen, seelischen und sozialen Ebene Ihre Lebenslust zurückzugewinnen. Es gibt keine Regeln, keine Behandlungswege, Heilungszeiträume und richtige Zeitpunkte, die für alle gelten. Jede Frau geht ihren eigenen Weg und nur dieser ist für sie richtig. Ihren eigenen Weg finden Sie, während Sie unterwegs sind. Er ist nicht vorgezeichnet, sondern Sie entdecken ihn, während Sie leben, laufen, lachen, denken, fühlen, handeln und dabei Ihre Träume und Wünsche verfolgen.

Zukunft: Träumen und Wünschen

Jetzt geht es um Ihre Zukunft, Ihre Wünsche und Ihre Ziele. Fragen Sie nicht »Wofür?«, sondern »Was machst du daraus«? Luisa Francia hat diese für mich entscheidende Frage in Ihrem Buch *Starke Medizin* gestellt. Diese Frage können Sie auf große Lebensthemen ebenso anwenden wie in kleinen alltäglichen Dingen. Was machen Sie aus Ihrem jetzigen Leben? Was machen Sie aus Ihrem restlichen Leben? Wie leben Sie mit den körperlichen Folgen von Operationen und Therapien? Wie ordnen Sie diese Erfahrungen in Ihr Leben ein?

Es kommt nur darauf an, was Sie daraus machen

Zum Umgang mit den körperlichen Folgen von Krebs dient diese Geschichte, die ich während meiner Krebserkrankung erlebte: Unter Anleitung einer Sozialpädagogin trafen wir, fünf bis acht Frauen, uns zum regelmäßigen Gespräch. Wir kannten uns nach mehreren Monaten der Auseinandersetzung mit unserer Erkrankung inzwischen sehr gut. Wir redeten, weinten, lachten, schimpften und jammerten. Unsere körperlichen Beschwerden und Einschränkungen waren immer wieder Thema in den Sitzungen. Irgendwann kamen wir auf das Thema Narben zu sprechen. Wir redeten unentwegt über Operationen, Brustamputation, Brustaufbau, Implantate, Prothesen und geeignete Kleidung. Noch nie hatten wir uns unsere Narben gezeigt. Jede kannte nur ihre Narbe. Wir hatten gar keinen Vergleich. Bis dato hatte ich noch keine Frau ohne Brust oder mit nur einer Brust gesehen. Ich machte den Vorschlag, wir könnten uns die Narben einmal zeigen. Dann zog eine nach der anderen ihr T-Shirt hoch und wir zeigten uns unsere Brüste. Das war ein sehr berührender Moment und die Geschichte jeder einzelnen Frau trug dazu bei. Eine Frau aus meiner Gruppe war amputiert. Sie hatte eine so wunderschöne Narbe, dass ich wirklich kurz dachte, diese Seite ohne Brust sieht viel schöner aus als die andere Seite. Dieses Bild werde ich nie vergessen. Es hat mir gezeigt, dass unsere Vorstellungen von etwas viel schlimmer sind als die Realität und die Geschichten, die damit verbunden sind. Eine andere Frau hatte viele kleine hässliche Narben an Ihrer operierten Brust zurückbehalten. Ihr Arzt hatte nicht gut gearbeitet. Wir alle waren gespannt, was sie sagte, und hatten das Gefühl, auch wir können ihr das jetzt nicht schönreden. Zum Erstaunen von uns allen sagte sie, ihr sei es egal, sie sei froh zu leben und auf dies komme es ihr gar nicht mehr an. Jede erzählte reihum, wie sie sich selbst mit der Narbe sieht, wie sie diese einordnet und an was sie die Narbe erinnert. Die Geschichte jeder Narbe und die Haltung jeder Frau dazu waren ergreifend. Wir fühlten uns wie Amazonen miteinander verbunden und genossen die Gemeinsamkeiten und die Nähe zueinander.

Selbstverantwortung ist der Beginn der Selbstheilung. Heilung beinhaltet das ganzheitliche Sein und ist viel mehr als die Abwesenheit von Krankheit oder körperlichen Symptomen. Therapien, Beratungen, Behandlungen, Operationen können Sie unterstützen. Doch niemand anderes kann Sie heilen, nur Sie selbst. Sie sollten zur Führerin Ihres Lebens werden, im eigentlichen Sinn des Wortes: Führen Sie Ihr Leben. Bestimmen Sie selbst, was Sie brauchen, was Ihnen fehlt, was Sie sich wünschen, was Sie erleben wollen und was Sie tun möchten. Vielleicht fällt es Ihnen leichter, zuerst zu formulieren, was Sie nicht mehr wollen, was Sie nicht mehr aushalten und nicht mehr erleben möchten. Wenn Sie sich anschließend überlegen, was Sie stattdessen wollen, und dies positiv formulieren, haben Sie Ihren Wünschen und Zielen einen Weg geebnet.

Diese Fragen sind Ihre Brücke in die Zukunft:

1. Was mache ich daraus?
2. Was mache ich aus dem heutigen Tag?
3. Was mache ich aus dem Rest meines Lebens?
4. Was fehlt mir?
5. Welche Wünsche möchte ich verwirklichen?
6. Welche Ziele möchte ich erreichen?

3. Schritt: Entscheidungen treffen

Vielleicht haben Sie Ihre Entscheidung längst getroffen, weil Sie schnell gespürt haben, was jetzt zu tun ist. Manch andere Entscheidungen müssen erst reifen, sind immer wieder von Zweifeln begleitet oder brauchen viel Zeit.

Der richtige Zeitpunkt

Lassen Sie sich, auch bei noch so schwer wiegenden und angeblich dringenden Entscheidungen, nicht unter Druck setzen. Sie entscheiden nicht nur, ob und was passiert, sondern auch, wann. Sie laden dazu ein. Wenn Sie sich entschieden haben, nichts zu tun und alles so zu belassen, wie es ist, dann ist das Ihre Entscheidung. Eine bewusste Entscheidung zu treffen ist der dritte Schritt des Lebenslust-Prinzips. Sie alleine haben die Macht über Ihr Leben, Ihre Situation und eine mögliche Veränderung.

Prioritäten und Werte

Das Motto »höher, weiter, schneller« regiert unsere Welt. Pech für die Menschen, die an Krebs erkranken. Dann geht nichts mehr höher, weiter und schneller. Zumindest nicht nach materiellen Maßstäben. Spirituell gesehen haben Krebsbetroffene sehr gute Chancen, höher, weiter und schneller zu Bewusstsein, Selbsterkenntnis und Weisheit zu gelangen. Durch die Diagnose Krebs haben Sie das Glück, neben Ihrem Körper auch diese Vorstellungen wieder »gesund« werden zu lassen. Gesund sein heißt auch, im Geist gesund sein und gesunde Werte zu haben. Das heißt nicht, demütig und bescheiden auf vieles zu verzichten, sondern wahrhaftiger hinzuschauen: Was möchte ich verwirklichen? Was ist mir etwas wert? Was ist mir welcher Aufwand wert, was ist mir wirklich wichtig? Die Diagnose beinhaltet auch die Chance, die eigenen Prioritäten und Werte zu überprüfen.

Tun oder nicht Tun

Handeln Sie! Nehmen Sie Ihre heutige Situation, Ihre Erkrankung und die Folgen selbst in die Hand. Das kann bedeuten, dass Sie heute Schmerzen haben und diese Woche schon zum dritten Mal zu Ihrem Arzt müssen und Sie wissen, dass er Ihnen nicht wirklich helfen kann und auch kein neues Medikament hat. Gehen Sie dennoch, damit Sie ausschließen, dass es etwas Schlimmeres ist. Gut, wenn Sie danach beruhigt sind. Dann ist das die Entscheidung, die Sie heute benötigen. Wenn Sie sich nicht trauen, den Arzt zu wechseln, obwohl Sie ihm nicht immer vertrauen, dann bedeutet das eben, dass Ihr Misstrauen noch nicht groß genug ist und die Zeit noch nicht reif für einen Wechsel. Machen Sie sich Ihr Tun oder Nichttun bewusst. Das allein genügt. Sobald Sie handeln, beginnt sich etwas zu verändern.

Bei lebenswichtigen Entscheidungen fragen Sie sich:
1. Was würde ich tun, wenn ich nur noch ein Jahr zu leben hätte?
2. Wie sähe meine Entscheidung aus, wenn ich das Geld dafür hätte?

Die 3 Schritte des Lebenslust-Prinzips zusammengefasst:
1. Schritt: Werden Sie sich Ihrer Situation und Ihrer Gefühle bewusst.
2. Schritt: Übernehmen Sie Verantwortung für Ihr Leben:
Verzeihen Sie und versöhnen Sie sich mit der Vergangenheit.
Hegen und Pflegen Sie jetzt Körper, Seele und Geist.
Träumen Sie und formulieren Ihre Wünsche für die Zukunft.
3. Schritt: Treffen Sie Entscheidungen und handeln Sie!

Meine Entscheidung für die Lebenslust

Mein Onkologe verordnete mir fünf Jahre Hormontherapie und ich begann nach mehrmonatiger Chemo- und Strahlentherapie endlich mit der Tabletteneinnahme. Die lange Zeit der Therapie erschreckte mich. Eine regelmäßige Medikation hatte ich noch nie lange durchgehalten. Meine Symptome waren verheerend. Ich war 35 Jahre alt und hatte etwa 15 Hitzewallungen am Tag und quälende Schlafstörungen in der Nacht. Bei jeder Kleinigkeit fing ich an zu heulen. Ich war scheinbar grundlos traurig, fühlte mich als armes Krebsopfer. Die Entscheidung für die Therapie fiel mir nicht leicht. Mich beschäftigte die Frage, was es für mich als Frau mit 35 Jahren emotional und seelisch bedeutete, künstlich in die Wechseljahre zu kommen. Doch diese Frage interessierte anscheinend nur mich. Alle argumentierten aus medizinischer und statistischer Perspektive. »Wenn Sie jetzt noch die Hormontherapie machen, steigen Ihre Überlebenschancen von 70 Prozent auf 85 Prozent, Frau Länger.« Hat das Aushalten solcher massiven Nebenwirkungen einer Therapie über einen so langen Zeitraum wirklich einen therapeutischen Nutzen gegen einen möglichen Krebsrückfall? Immer wieder fragte ich mich, was ich dadurch lernen sollte, was dies für meine persönliche Entwicklung bedeutete. Wurde ich nicht einer ganzen Lebensphase beraubt – welcher auch immer – und wie mit einer Art Zeitmaschine zehn Jahre in die Zukunft geschleudert? In den fünf Monaten der Hormontherapie entfremdete ich mich immer mehr von mir selbst. Mein Leben bestand nur noch darin, einigermaßen mit den künstlich erzeugten Nebenwirkungen zurechtzukommen. Alles drehte sich um diese körperlichen und seelischen Symptome und Einschränkungen. Mein Körper fühlte sich völlig verkehrt und meine Seele unstimmig an. Gleichzeitig hatte ich Angst, die Therapie zu beenden und damit das Risiko eines Rückfalls in Kauf zu nehmen. Wie würden mein Onkologe und meine Frauenärztin auf einen Therapieabbruch reagieren? Welche Ängste löste ich in meinem Familien- und Freundeskreis aus? Ich steckte fest.

Innerlich begann ich die Vor- und Nachteile der Hormontherapie abzuwägen. Die Hormontherapie hielt meine Ängste in Schach und beruhigte mich. Außerdem folgte ich den Empfehlungen meiner Ärzte. Auf der anderen Seite war ich diesen massiven Nebenwirkungen ausgesetzt. Jeden Tag überprüfte ich die Argumente des Für und Wider. Im Laufe der Monate wurden meine Argumente gegen die Fortsetzung der Hormontherapie immer mehr. Der positive Effekt wertloser. Ich litt mehr und mehr unter den körperlichen Beschwerden und empfand diese als starke Beeinträchtigung meiner Lebensqualität. Inzwischen hatte ich Ärger im Büro, da ich ständig das Fenster aufriss, wenn mich eine Hitzewallung ergriff. Eines Morgens wachte ich auf und stellte mir folgendes Szenario vor: 1. Ich nehme die nächsten fünf Jahre die Antihormone und leide weiter an Depressionen, Schlafstörungen und Hitzewallungen. 2. Ich benötige weitere Medikamente gegen die Depressionen, kann nicht mehr arbeiten gehen und muss Zeitrente beantragen. 3. Die Prognose der Ärzte ist falsch, die Therapien schlagen nicht an und ich sterbe in einigen Jahren an diesem Krebs – obwohl ich diese Hormontherapie gemacht habe. Mir war sofort klar, wenn ich das jetzt so vorhersehen könnte, würde ich die Hormontherapie sofort abbrechen. Die mir verbleibende Lebenszeit wollte ich auf keinen Fall unter diesen Bedingungen verbringen. Der Wunsch nach mehr Lebensqualität rückte immer mehr in mein Bewusstsein. Die Frage der Verantwortung für mein restliches Leben ebenfalls. Wochenlang bedachte ich das Für und Wider eines Abbruchs der Therapie. Darf ich diese Therapie abbrechen, auch auf die Gefahr eines Rückfalls hin? Würde ich auch bei einem Krebsrückfall zu dieser Entscheidung stehen? Oder würde ich mir selbst Vorwürfe machen? Mein Wunsch nach mehr Lebensqualität ließ mich nicht mehr los und ich spürte, dass ich unter den jetzigen Umständen nicht gesund werden konnte. Ich erkannte, dass Gesundheit für mich bedeutete, mein Leben neu zu gestalten und mich der fröhlichen Seite des Lebens, der Lebenslust zuzuwenden. Ich wollte endlich zur Normalität zurück und wieder wie eine Gesunde leben. Mal wieder unbeschwert und glücklich sein.

Eines Morgens stand ich in meiner Küche und nahm die Tablette nicht ein. Damit war die Entscheidung getroffen. Ich brach die »Horrortherapie« ab. Im vollen Bewusstsein, dass ich damit vielleicht mein Leben verkürze. Gleichzeitig entschied ich mich dafür, das Hier und Jetzt mit größtmöglicher Lebensfreude und Verantwortung für mein Leben zu leben. Entgegen aller Ängste, medizinischen Empfehlungen, Statistiken und vieler Befürchtungen aus meinem Umfeld. Im nächsten Schritt musste ich diese Entscheidung gegenüber meinem Onkologen vertreten. Beim nächsten Nachsorgetermin saß ich auf der Untersuchungsliege, als mein Arzt den Raum betrat. Er meinte, ob mir nicht zu kalt sei, die Heizung sei abgedreht. Dem fügte er hinzu: »Ach was, Ihnen ist bestimmt warm, Sie haben ja Ihre Hitzewallungen.« Ich erwiderte, ich hätte keine Hitzewallungen mehr, da ich vor drei Wochen die Therapie abgebrochen habe. Dies gefiel ihm gar nicht. Auch deshalb, weil ich diese Entscheidung ohne seine Beratung getroffen hatte. Ich erläuterte ihm meine Überlegungen bezüglich Lebensqualität und fügte hinzu, dass mein Entschluss feststehe. Für mich war vorher klar, sollte er meinen Entschluss in irgendeiner Weise kritisieren, würde ich den Arzt wechseln.

Entgegen meinen Erwartungen konnte er meine Entscheidung akzeptieren. Bei meinen Nachsorgeterminen fragte er mich jedes Mal, ob ich mir noch sicher sei mit meiner Entscheidung. Manchmal sagte er augenzwinkernd: »Na, Frau Länger, wollen Sie sich nicht ein bisschen Antihormone spritzen lassen, nur so zur *Sicherheit*?« Ich spürte jedoch, ich fühlte mich mit meiner Entscheidung für die Lebenslust *sicher* genug und brauchte die Therapie nicht mehr als Mittel gegen meine Ängste. Für seine Nachfrage war ich ihm dankbar, denn so konnte ich meine Entscheidung überprüfen. Er erfüllte seine Pflicht als Arzt und wies mich auf die Standardtherapie hin. Das ist sehr wichtig, vielen Frauen werden Therapien und Untersuchungen vorenthalten. Ich habe mir viereinhalb Jahre Hormontherapie mit vielen Nebenwirkungen erspart und den Krebs überlebt. Vielleicht gerade deswegen. Das Entscheidende war für mich, dass ich allein die Verantwortung für mein restliches Leben übernommen hatte. Ich hatte das Vertrauen gefunden in mich, meine Intuition, meine Entscheidungen und in mein Leben, egal wann und wie es zu Ende geht!

Lebenslust als Lebenshaltung

Ein Aspekt ist jetzt noch wichtig. Lebenslust ist alles, was Ihnen Spaß macht und Freude bringt. Wir denken oft, Arbeit muss anstrengend sein und darf keinen Spaß machen, sonst bringen wir keine gute Leistung. Oder wir glauben, alles, was uns Freude bereitet, ist nichts wert, weil wir uns nicht angestrengt haben und es keine Mühe gekostet hat. Wir unterwerfen uns Rollenbildern, Traditionen und Erwartungen von außen. Verabschieden Sie sich auch von diesen Glaubenssätzen. Die Lebenslust liegt in Leichtigkeit, spielerischer Freude, Wohlfühlen und Glücklichsein. Um das zu finden, suchen Sie am besten dort, wo Ihre Stärken liegen. Was uns leichtfällt, erkennen wir nicht als Stärke, weil wir denken, ich strenge mich gar nicht an, also ist es nicht wertvoll. Doch! Genau das ist umso wertvoller, denn es ist ja Ihre Stärke! Ich möchte Sie ermutigen, sich Ihren Stärken zu widmen und diese zu nutzen. Tun Sie das, was Sie gut können, gerne tun, wo Sie Talent haben, was Sie begeistert und Ihnen leichtfällt. Das kostet Sie viel weniger Energie. Wenn Sie gerne malen, dann malen Sie. Wenn Sie gut singen, dann singen Sie. Wenn Sie Thai Chi nicht ausstehen können, aber gerne laufen gehen, dann laufen Sie. Auch wenn Thai Chi gerade in ist. Folgen Sie Ihrer Lust in allen Lebensbereichen, soweit es geht, so viel und so gut es geht. Lassen Sie Lebensfreude und Lebenslust von nun an Ihr Antrieb sein und die Richtung bestimmen. Die Lebenslust-Strategien unterstützen Sie dabei.

Bringen Sie Ihre Glückshormone zum Überlaufen. Lachen Sie so viel wie möglich, sammeln Sie alle schönen Momente, Momente der Liebe, Glücksmomente.

Tipp:
Legen Sie sich ein Glücksbuch an, in dem Sie jeden Abend drei glückliche Momente des Tages festhalten. Dann schlafen Sie sogar mit dem Glück ein.

4. Die Lebenslust-Strategien

Meinen Rat drücke ich gerne auch so aus: »Machen Sie, was Sie wollen, doch machen Sie es in vollem Bewusstsein!« Behalten Sie die Führung und bestimmen Sie selbst Ihren Weg. Das ist schon unter gesunden Umständen eine Lebensaufgabe. Mit einer ernsthaften Erkrankung im Nacken, körperlichen Beeinträchtigungen und emotionaler Verunsicherung ist dies umso schwieriger.

Die Lebenslust-Strategien sind erprobte Übungen und Rituale, mit denen Sie schwierige Situationen, Gefühle und Herausforderungen während und nach einer Krebserkrankung meistern und dabei Ihre Stärken entdecken und Ihre Selbstheilungskräfte aktivieren. Ziel ist, die Lebenslust (wieder) zu finden.

Die Strategien sind unterschiedlichen Situationen zugeordnet. Sie können entweder die passende Strategie zu einem bestimmten Thema auswählen, oder Sie wählen intuitiv eine Übung oder ein Ritual aus. Dazu schlagen Sie einfach irgendeine Seite der Lebenslust-Strategien auf und finden so zufällig eine Übung und die entsprechende Strategie, die Ihnen Unterstützung bieten kann. Einige Übungen sind für mehrere Situationen geeignet. Schreiben zum Beispiel hilft bei Ängsten, bei Traurigkeit und bei schwierigen Entscheidungen.

Probieren Sie verschiedene Übungen aus und finden Sie heraus, was Ihnen gefällt. Sie werden rasch Lieblingsübungen finden, die Sie immer wieder anwenden und die Sie wie eine gute Freundin begleiten.

Gerade in einer schwierigen Zeit tut es gut, vertraute Dinge zu tun. Ritualisierte Abläufe verhelfen zu Struktur und Sicherheit in einer Lebensphase, in der nichts mehr sicher scheint. Fangen Sie an, mit den Lebensluststrategien zu spielen, mit sich in Kontakt zu treten, indem Sie sich selbst beobachten, wahrnehmen, zuhören und Ihre Intuition schulen und mehr über sich selbst lernen. Lernen Sie Ihre Bedürfnisse und Wünsche besser und neu kennen. Ihre Perspektive hat sich durch die Diagnose Krebs verändert. Überleben und Leben hat für Sie eine neue Bedeutung. Die Lebenslust-Strategien sollen Ihnen Mut machen, Glücksmomente schaffen und Ihre Lebensqualität verbessern. Über eines waren sich alle Frauen mit Krebs, die mir begegnet sind, einig: Die Krebserkrankung hat unser Leben verändert und wir uns mit ihr. Dann können auch wir bestimmen, was sich wie und wann verändern soll.

Sie können sich dafür entscheiden, eine

- Lebenslust-Strategie bewusst auszuwählen,
- Lebenslust-Strategie intuitiv zu finden,
- Lieblingsstrategie zu entdecken,
- eigene Lebenslust-Strategien zu entwickeln.

Mut für die Ängste

Den eigenen Ängsten während einer Krebserkrankung zu begegnen ist eine Herausforderung. Dafür brauchen Sie Mut und Vertrauen. Die hier beschriebenen Strategien und Übungen führen Sie langsam heran. Beginnen Sie am besten mit dem Aufschreiben Ihrer Ängste. Mit der Zeit werden die eigenen Ängste zu Vertrauten. Manche Ängste kommen immer wieder und wenn man sie genauer angeschaut und kennen gelernt hat, dann kann man sie fast schon freundlich begrüßen, ihnen Raum geben und sie auch wieder verabschieden.

Strategien für den Umgang mit Ängsten:

Sich den Ängsten stellen

Zunächst geht es darum, den eigenen Ängsten in die Augen zu schauen, dann sitzen sie Ihnen nicht mehr im Nacken und Sie können wieder handeln. Sich seinen Ängsten zu stellen heißt, sie ernst nehmen, sie nicht verleugnen oder verdrängen. Die Diagnose Krebs löst viele Ängste aus, die sich jeden Tag anders verkleiden. Nehmen Sie Ihren Mut zusammen und schauen Sie sich Ihre Ängste an. Ich versichere Ihnen: Danach sind sie nicht mehr so groß und bedrohlich. Es kostet eine Menge Kraft, die Ängste in Schach zu halten oder wegzudrücken. Nehmen Sie ein Blatt Papier oder Ihr Tagebuch und schreiben Sie alle Ängste auf, die Sie heute und in letzter Zeit hatten. Sagen Sie »Ja« zu Ihren Ängsten. Seien Sie ganz ehrlich. Niemand wird Ihre Liste lesen. Gestehen Sie sich die peinlichsten, kindlichsten und auch die schlimmsten Ängste ein. Schreiben Sie so lange, bis Ihnen wirklich keine Angst mehr einfällt. Schauen Sie sich an, wie lang Ihre Liste ist. Jede Angst bindet Energie. Jetzt sehen Sie, wie viel Energie Sie im Grunde haben. Achten Sie darauf, wie Sie sich nach dem Schreiben fühlen. Der Wahrheit ins Auge zu blicken erleichtert.

Tipp:
Mit einer Freundin kann ein Angstritual Spaß machen. Bitten Sie eine Freundin, ebenfalls eine Angstliste zu erstellen. Gehen Sie in den Wald, setzen Sie sich auf den Waldboden oder auf eine Bank und erzählen Sie sich gegenseitig Ihre Ängste. Sie sind nicht die Einzige, die sich oftmals mit absurden Ängsten quält. Je absurder Ihre Ängste, desto besser, dann wird schnell klar, wie Ängste durch negative Gedanken entstehen und beeinflusst werden. Sie werden beide staunen, wie schnell sich Ihre Ängste relativieren. Wenn sich Ihre Ängste erst mal verflüchtigt haben, kommt Ihre Lebensfreude wieder zum Vorschein.

Mit Ängsten verhandeln

Wenn Sie Ihre Ängste wieder loswerden wollen, dann beginnen Sie, mit ihnen zu verhandeln. Ängste tauchen in einer Krise immer wieder auf. Wenn Sie spüren, dass die Ängste Ihnen wieder Kopfzerbrechen, Schweißausbrüche, Magendrücken oder Herzklopfen verursachen, dann laden Sie Ihre Gefühle doch einmal ein. Schreiben Sie Ihre Ängste auf ein Blatt Papier. Wenn sie alle notiert sind, falten Sie das Papier zusammen und legen es an einen Ort, wo es sicher aufbewahrt ist, jedoch nicht vergessen wird, zum Beispiel auf die Fensterbank. Damit geben Sie Ihren Ängsten Raum, machen sie sich bewusst, ohne sich von ihnen zu sehr überwältigen zu lassen. Dieser Schritt verschafft Erleichterung. Ängste sind keine realen Gefahren wie ein Unfall, eine Krankheit oder der Angriff eines gefährlichen Tieres im Wald. Sie sind keine realen Katastrophen. Ängste sind Gefühle. Ängste sind der Zwischenraum zwischen dem Horrorszenario, dass Sie sich heute vorstellen, und dem, was Sie am Tag X wirklich erleben werden. Falls dieses Ereignis überhaupt jemals eintritt.

Das Schlimmste annehmen

Erlauben Sie sich bewusst, auch das Schlimmste anzunehmen. Was wäre das Schlimmste für Sie? Schmerzen, körperliche Beeinträchtigungen, Behinderungen, das Sterben, der Tod? Wie wird es sein, wenn das eintritt, wovor Sie am meisten Angst haben? Überlegen Sie sich, welche Vorkehrungen Sie dafür treffen wollen. Dies kann eine Patientenverfügung sein oder ein Testament.

Meine Mutter bat mich einige Wochen vor ihrem Tod, mit meinem Vater, der sie bis dahin jeden Tag »bewachte«, einen Spaziergang zu machen. Sie müsse etwas aufschreiben und dafür alleine sein. Nach dem Spaziergang mit meinem Vater betrat ich das Wohnzimmer und meine Mutter saß weinend in ihrem Sessel und gab mir einen

Umschlag mit den Worten, ich solle diesen Brief aufbewahren und wenn sie nicht mehr da ist, an meine Familie übergeben. Sie wirkte erleichtert. Es war zu spüren, dass sie wieder eine Aufgabe erledigt hatte auf ihrem Weg. Das Schlimmste annehmen und dann das Beste daraus machen.

Lachen – wenn die Luft wieder rein ist

Vergessen Sie nicht zu lachen, wenn Ihre Ängste wieder vorbei sind. Überprüfen Sie einige Tage oder Wochen später, ob Ihre Ängste noch da sind und was aus Ihren Fantasien geworden ist. Holen Sie Ihre Angstliste von der Fensterbank oder lesen in Ihrem Tagebuch nach, was Sie dazu notiert hatten. Ich plage mich zum Beispiel immer wieder mit Existenzängsten. Wenn ich mich dann einige Wochen später erinnere, wie groß meine Angst war, dass ich mich wirtschaftlich nicht mehr über Wasser halten kann, wundere ich mich immer wieder. Dann ist es wunderschön, über mich selbst zu lachen. Lachen Sie darüber, dass das Leben es wieder mal gut mit Ihnen gemeint hat. Ich habe einmal den Satz gehört: »Hinter der größten Angst liegt die größte Freude.« Bis heute bin ich mir nicht sicher, ob dieser Satz immer stimmt, doch manchmal scheint es so. Vor allem im Nachhinein betrachtet.

Was Sie noch bei Ängsten tun können

■ Elefantentanz

Wenn Sie vor einer unangenehmen Behandlung oder einem schwierigen Gespräch warten, Ihre Ängste sich wieder angeschlichen haben, Ihre Geduld nachlässt, Sie am liebsten aus dem Fenster springen möchten, weil Sie sich innerlich nervös und so ausgeliefert fühlen, hilft folgende Übung: Setzen Sie sich gerade auf einen Stuhl. Stellen Sie sich nun vor, dass Ihre Füße wie zwei kräftige Elefantenbeine auf dem Boden stehen. Beginnen Sie, ganz leicht von einem auf den anderen Fuß zu wippen. Das muss niemand mitbekommen, falls andere im Raum sind. Visualisieren Sie nun eine Elefantenherde vor Ihrem inneren Auge. Große kräftige Elefanten in einer wunderschönen Steppe vor einem kleinen See mit Bäumen und Blumen. Wussten Sie, dass Elefanten Blumen essen? Diese Bewegung und dieses Bild bringen Vertrauen zurück, lassen das Warten besser aushalten und Sie gelassener werden.

■ Ort der Ruhe
Schließen Sie die Augen und visualisieren Sie einen inneren Ort der Ruhe. Sie können an einen Lieblingsplatz, einen Ort aus Ihrer Fantasie oder einen Kraftort in der Natur denken, an dem Sie sich wohl- und beschützt fühlen. Stellen Sie sich vor, dass Sie diesen Ort aufsuchen, wie dieser genau aussieht und wie Sie sich dort – allein oder in Begleitung lieber Menschen – aufhalten. Dieser Ort steht Ihnen immer zur Verfügung. Sie können diesen Ort jederzeit besuchen, vor allem bei unangenehmen Behandlungen, zum Beispiel wenn Sie eine der vielen Spritzen oder Infusionen bekommen. Dieser Ort ist immer da und Sie haben ihn immer dabei. Sie können sich auch an diesen Ort »beamen«, wenn Sie nur zum Zahnarzt gehen.

■ Körperbemalung
Es gibt Termine, zu denen Sie keine Gegenstände, wie Glücksbringer, Heilsteine, Erinnerungsstücke und Amulette, die Ihnen Mut und Kraft geben, mitnehmen können. In diesem Fall malen Sie sich Ihre Schutz- und Glückssymbole einfach auf Ihren Körper. Suchen Sie sich Symbole aus einem Buch, aus dem Internet oder entwickeln Sie eigene, die Ihnen gefallen. Entscheiden Sie sich für eine Körperstelle, die für niemand anderen bei Ihrem Termin sichtbar wird. Ein Kugelschreiber genügt. Legen Sie Ihre Lieblingsmusik auf, zünden Sie eine Kerze an und laden Sie vielleicht eine Freundin dazu ein. Malen Sie sich zum Beispiel eine Sonne, Sterne, Monde, Herzen, Spiralen, Na-

men wichtiger Personen, Tiere, Pflanzen oder Bäume auf. Diese Bemalung sieht niemand, doch Sie wissen um ihre Wirkung. Am nächsten Tag sind Sie zu Ihrem Termin bestens gerüstet und beschützt. Außerdem macht es Spaß, einmal etwas Besonderes zu tun.

- Lassen Sie sich begleiten

Sie müssen nicht alle Termine alleine bewältigen. Sie müssen nicht immer die Starke sein. Nehmen Sie jemand Vertrautes mit zu Terminen und Behandlungen, oder lassen Sie sich wenigstens hinfahren und abholen.

- Sprechen Sie über Ihre Ängste

Ihre Ängste relativieren sich auch, wenn Sie mit anderen darüber sprechen. Aus meiner Erfahrung ist es jedoch ratsam, sorgfältig zu prüfen, mit wem Sie über welche Themen sprechen. Nahestehende Personen haben oft genau so viel Angst wie Sie und versuchen gerne, Ihre Ängste kleinzureden, oder belasten Sie mit ihren eigenen Ängsten. Suchen Sie sich Freunde, Freundinnen, Frauen aus einer (Selbsthilfe-)Gruppe oder andere Gleichgesinnte, die Ihre Situation verstehen und von denen Sie wirklich Trost und Verständnis erwarten können. Manchmal ist es leichter, mit fremden oder flüchtig bekannten Menschen zu sprechen, da diese emotional nicht so involviert sind wie Ihre Freunde und Angehörigen.

Wut ist Lebensenergie

In Ihrer Wut steckt Ihre ganze Lebensenergie. Sie ist ein elementares Gefühl für Motivation und Antrieb. Wut steht in engem Zusammenhang zu Traurigkeit. Frauen fällt es oft leichter, traurig als wütend zu sein. Wütend sein wird mit Aggressionen gleichgesetzt und diese werden Frauen und Mädchen schon als Kinder aberzogen. Aggressionen zu zeigen und Wut auszuleben ist für Frauen mit Scham und

Abwertung verbunden. Depressionen sind dagegen erlaubt. Nicht umsonst sitzen in unserer Gesellschaft in den Gefängnissen mehr Männer als Frauen und in den psychiatrischen Abteilungen unserer Krankenhäuser mehr Frauen. Es kann also gut sein, dass Sie denken, Sie seien traurig, obwohl Sie eigentlich wütend sind. Oder Sie erleben, wie Sie nach einem Wutausbruch traurig werden. Vielleicht müssen Sie erst wieder lernen, wütend zu werden.

Erinnern Sie sich an Situationen aus Ihrer Kindheit oder beobachten Sie Kinder. Kinder können wunderbar wütend sein, und zwar ohne jede Verzögerung zum Geschehen, jetzt sofort kommt die Wut aus ihnen heraus. Um sich mit Ihrer Wut (wieder) anzufreunden, ist es wichtig, dass Sie dabei ungestört sind, sonst ist es schwierig, sich zu diesen Gefühlen zu bekennen und sie loszulassen. Wut, die Sie spüren und herauslassen, raubt Ihnen keine Energie mehr.

Strategien für den Umgang mit Wut:

Bravo, Sie sind wütend!

Wenn Sie den leisesten Verdacht spüren, dass Sie wütend sind, gratulieren Sie sich. Das ist ein wirklich heilsamer Schritt, den Sie tun. Verbünden Sie sich mit Ihrer Wut und pflegen Sie diese wie ein kleines Salatpflänzchen. Sie ist eine wertvolle Ratgeberin. Achten Sie darauf, wer oder was Sie wütend macht. Sie dürfen sich wehren und aggressiv sein. Sie dürfen sagen, was Ihnen nicht passt, was Sie nicht mögen und was anders werden soll. Die Zeiten sind endgültig vorbei, in denen Sie Dinge hinnehmen. Denken Sie daran: Sie haben nichts zu verlieren. Nur zu gewinnen. Natürlich werden manche Menschen die Veränderungen an Ihnen und in Ihrem Verhalten nicht mögen. Aber vielleicht mögen Sie diese Menschen auch nicht mehr, wenn Sie es sich recht überlegen. Außerdem ist es egal, was andere über Sie denken. Viele Menschen in Ihrer Umgebung werden die Wutausbrüche sowieso auf Ihre Erkrankung schieben. Die Wut auf den Krebs und Ihr Schicksal, die an keine Adresse gerichtet werden kann, ist Ihre Lebensenergie. In dieser Wut kommt Ihre gesamte Ohnmacht zum Vorschein. Das ist gut so.

Die Lösung heißt Loslassen

Was bei den Ängsten funktioniert, wenn man sie sich eingestanden und ihnen Raum gegeben hat, funktioniert bei der Wut ebenso. Alles, was Sie nicht los- und frei werden lassen, benötigt Energie. Sie tragen es weiter mit sich herum. Nehmen Sie ein Blatt Papier oder Ihr Buch und notieren Sie alle Situationen, Personen und Bedingungen, die Sie wütend machen. Schreiben Sie alles auf, was Ihnen wichtig genug ist, dass Sie sich jetzt damit beschäftigen wollen. Wenn Sie Ihre Liste vollendet haben, nehmen Sie ein zweites Blatt. Notieren Sie neben jedem Punkt eine Strategie, wie Sie zukünftig mit der Situation umgehen, auf die Person reagieren und mit ihr umgehen werden. Ziel ist, dass Sie künftig nicht erst wütend werden müssen oder wissen, wie Sie Ihre Wut sofort wieder loswerden. Mit dieser Liste können Sie sich selbst immer wieder überprüfen. Seien Sie jedoch nicht zu streng mit sich, wenn es mal nicht gleich klappt, Wut und Ärger wieder loszuwerden.

Wut macht aktiv

Wut macht aktiv und bringt Sie in Schwung. Nach einem Wutausbruch fühlen Sie sich vielleicht erst erschöpft und schlapp. Trinken Sie etwas und ruhen Sie sich aus. Sie haben gerade schwere psychische Arbeit geleistet und dabei viel für sich und Ihre Heilung getan. Die Reinigung Ihrer Seele ist wie ein Frühjahrsputz. Spüren Sie, wie viel Kraft und Energie Sie haben. Diese Energie verleiht Ihnen Flügel.

Für zukünftige Situationen, in denen Sie wütend werden, stellen Sie sich folgende Fragen, um zu entscheiden, was Sie tun wollen:

Ist es mir wichtig und wertvoll, wenn ich mich jetzt damit auseinandersetze?
Oder ist es besser, meine Energie zu sparen und etwas für mich selbst zu tun?

Prüfen Sie, welche Personen und Situationen es Ihnen wert sind, sie zu verändern oder sich damit auseinanderzusetzen. Ständig mit Wut und Ärger auf Situationen zu reagieren, die nicht Ihren Ansprüchen oder Wünschen entsprechen, kann auf Dauer anstrengend sein. Setzen Sie Ihre Kraft und Energie bewusst ein für heilsame, liebevolle und nützliche Taten, die Sie dringend benötigen.

Was Sie bei Wut noch tun können

■ Auto fahren
Wütend zu sein lässt sich gut beim Autofahren lernen. Sie ärgern sich immer wieder über andere Autofahrer? Dann gewöhnen Sie sich an, im Auto laut zu schimpfen. Es kann Sie niemand hören. Sie können dabei üben, mal wieder richtig unangemessen, unhöflich und unflätig zu sein. Wenn Sie auf eine bestimmte Person wütend sind, können Sie sich auch bewusst ins Auto setzen und während der Fahrt alles lauthals von sich geben, was Sie ärgert und wütend macht, was Sie über die Person denken und was Sie fühlen. Benutzen Sie dabei alle Kraftausdrücke, die Ihnen einfallen. Vergessen Sie dabei Ihre gute Erziehung. Ob Sie es der betreffenden Person später mitteilen oder nicht, ist erst mal völlig egal. Auf jeden Fall werden Sie die Wut für den Moment los.

■ Heavy Metal-Musik hören
Wutzustände und laute Rockmusik sind eine gute Kombination. Wenn Sie Musik mögen und Ihre Wut auch kör-

perlich ausdrücken wollen, dann besorgen Sie sich einen harten Rocksong von Metallica, AC/DC oder dergleichen. Fragen Sie am besten Ihren Mann, Partner, Bruder oder Freund. Männer mögen solche Musik eher als Ihre Freundinnen. Legen Sie dieses Lied auf und schreien und tanzen Sie dabei Ihre Wut, auf was auch immer, raus. Die laute Musik unterstützt Ihre Gefühle wunderbar und übertönt Ihre Stimme, so dass Sie niemand hört. Ihre Nachbarn hören nur die laute Musik. Das halten sie auch mal die drei bis fünf Minuten aus, die so ein Song dauert.

■ Stock-/Kissenschlagen

In konkreten Situationen oder gegenüber bestimmten Personen hilft diese Übung besonders. Schreiben Sie dazu alles auf ein Blatt Papier, legen Sie es auf das Sofa und schlagen Sie mit einem Stock – am besten ein Holzstock aus dem Baumarkt – darauf, so lange, bis das Papier zerfetzt vor Ihnen liegt und Sie alle negativen Gefühle losgeworden sind. Statt des Stocks können Sie auch ein Kissen verwenden. Achten Sie darauf, dass keine geliebten Gegenstände ringsum gefährdet sind und Sie sich bei dieser Aktion nicht selbst wehtun oder verletzen.

■ Wasserfallmeditation

Benötigen Sie nach Ihrem Wutausbruch eine Reinigung, visualisieren Sie einen Spaziergang zum Wasserfall. Setzen Sie sich bequem hin. Schließen Sie die Augen. Atmen Sie mehrmals tief ein und ganz langsam wieder aus. Entspannen Sie sich jetzt. Stellen Sie sich vor, Sie seien im tropischen Regenwald. Die Luft ist erfüllt von den Rufen exotischer Vögel. Vereinzelte Sonnenstrahlen dringen durch das Gewirr von Bäumen und Pflanzen. In der Nähe sehen Sie einen Bach. Neben dem Bach ist ein schmaler Weg, der den Bach entlangführt. Sie gehen auf diesem Weg. Sie hören die Vögel zwitschern, spüren die feuchte Luft auf der Haut und riechen das satte Grün des Waldes. Am Ende des Weges fließt der Bach in einen kleinen See. Sie gehen um den See herum zu einem Wasserfall, der von einem heilsamen, sanften Dunst umgeben ist. Sie ziehen Ihre Kleider aus und waten in das Wasser. Das Wasser ist angenehm warm. Sie stellen sich unter den Wasserfall und spüren, wie er sich weich über Ihren Körper ergießt. Das Wasser wäscht Sie rein und Sie spüren die Entspannung, die sich nun in Ihnen ausbreitet. Es ist ein magischer Wasserfall. Sie spüren die reinigende und heilende Energie des Wassers. Genießen Sie dieses Gefühl in jeder Zelle Ihres Körpers. Sie fühlen sich von Kopf bis Fuß wohl. Bleiben Sie solange Sie möchten, bis Sie sich erfrischt und rein fühlen. Gehen Sie dann ans Ufer zurück. Ziehen Sie sich an und gehen Sie den Weg zurück zum Bach, zurück zu Ihrer Ausgangsposition im tropischen Regenwald. Kehren Sie nun langsam wieder in die Gegenwart zurück. Öffnen Sie die Augen und lassen Sie das Gefühl nachwirken.

Sie können sich diese Fantasiereise auch von jemandem vorlesen lassen oder sie selbst auf einem Tonträger aufnehmen.

Im Hier und Jetzt leben

Geben Sie sich selbst Zeit und Raum für Ihre Impulse im Hier und Jetzt. So viel und so oft wie möglich. Wenn es Ihr Tagesablauf zulässt, nehmen Sie sich schon morgens Zeit, um nachzuspüren, was Sie tun möchten, wen Sie sprechen oder treffen möchten. Leben Sie weniger nach Ihrem Terminkalender, Ihrer Einkaufs- und Erledigungsliste, sondern nach Ihren Impulsen. Geben Sie sich die Zeit, die Tage *werden zu lassen*. Am Ende des Tages sehen Sie dann, was an diesem Tag für Sie wichtig war. Das Wichtigste tut sich fast von alleine. Alles Unwichtige, zu dem wir uns oft zwingen, obwohl wir keine Lust haben, könnten wir meist weglassen. Im Hier und Jetzt leben heißt: Tun, was gerade ansteht, was jetzt wichtig ist, was ich jetzt möchte und was ich jetzt brauche. Beispielsweise müssen Sie nicht immer um 12 Uhr Mittag essen, Sie können auch essen, wenn Sie Hunger haben. Sie müssen auch nicht jeden Sonntag zu Ihrer Mutter fahren. Wenn Sie keine Lust haben, tun Sie etwas anderes. Muße und Zeit für eigene Bedürfnisse sind ein wahrer Luxus in unserer Welt. Gönnen Sie sich diesen Luxus, wann immer Sie können. Er kostet nichts!

Strategien, um im Hier und Jetzt zu leben:

Es gibt nichts zu tun

Fühlen Sie sich oft getrieben, überfordert, unter Druck und Zeitnot? Dann hilft der Satz »Es gibt nichts zu tun«. In Situationen, in denen Sie das Tempo nicht mehr bestimmen, kann Ihnen dieser Erlaubnissatz helfen, die Anspannung zu reduzieren und langsamer zu werden. Haben Sie den Antreiber in sich, der immer wieder sagt, was Sie noch alles tun sollen und erledigen müssen, um gut, geliebt und perfekt zu sein? Der Ihnen täglich ein schlechtes Gewissen macht, wenn Sie Ihr Pensum nicht schaffen? Um ihn in Schach zu halten, schreiben Sie sich den Satz »Es gibt nichts zu tun« auf einen Zettel und kleben ihn an eine Stelle in Ihrer Wohnung, an der Sie oft vorbeikommen. Dieser Erlaubnissatz hilft Ihnen zu entspannen und erinnert Sie daran, dass Sie nichts tun müssen – weder im Außen noch im Innern.

Heute leben

Oft setzen wir uns mit Entscheidungen unter Druck, die im Moment gar nicht anstehen, sondern in der Zukunft liegen. Lassen Sie sich davon noch nicht beeindrucken. Bleiben Sie gelassen. Schauen Sie genau hin, was im Hier und Jetzt wirklich notwendig ist. Im Hier und Jetzt bleiben bedeutet, in der Gegenwart zu leben. Versuchen Sie, in den Augenblick zu kommen, anstatt ständig gedanklich zur nächsten Therapie, zum nächsten Arzttermin oder zur nächsten Verpflichtung vorauszueilen. Der heutige Tag will erlebt und gefühlt werden. Denken Sie dabei auch an die leichten und schönen Dinge des Lebens, an Lachen, Freundschaften, Wohlbefinden und Liebe zu sich und anderen. Dies benötigt genauso Raum, damit die Lebenslust wieder fließt. Wenn Sie traurig sind, dann weinen Sie. Wenn Sie frische Luft brauchen, dann gehen Sie spazieren. Wenn Sie sich einsam fühlen, dann rufen Sie jemanden an. Wenn Ihnen alles zu viel ist, dann verschaffen Sie sich Ruhe und Zeit. Wenn Sie glücklich sind, dann freuen Sie sich. Wenn Sie albern sind, dann lachen Sie. Tun Sie es einfach! Das ist das Entscheidende.

Geben Sie sich der Situation hin

Es kann anstrengend sein, gegen Rahmenbedingungen anzukämpfen, Menschen und Situationen verändern zu wollen. Deshalb prüfen Sie genau, ob Ihr Aktionismus sinnvoll und die Sache wert ist. Manchmal ist es entlastender, sich einer Situation hinzugeben und aufzuhören, etwas verändern zu wollen. Manches ist die Mühe Ihres Engagements nicht wert. Vor allem in Ihrer jetzigen Lebenssituation sollten Sie sich um sich selber kümmern. Sich einer Situation hingeben kann auch heißen, den Fokus auf ein langfristiges Ziel zu lenken und sich auf dem Weg dorthin nicht mit Kleinigkeiten des Alltags abzulenken, sondern die Situation anzunehmen, wie sie ist. Probieren Sie aus, wann sich diese Haltung für Sie bewähren könnte. Während der Therapiezeiten sind Sie vermutlich immer wieder mit Abwarten, Aushalten und Nichts-tun-Können konfrontiert. Da kann diese geistige Übung helfen, solchen Situationen mit mehr Gelassenheit zu begegnen. Die unangenehme Situation ist so schneller vorbei, als Sie denken.

Was Sie noch tun können, um im Hier und Jetzt zu leben

■ Stoppmeditation

Wenn Ihr Alltag, egal ob es um Ihren Krankheits-, Familien- oder Berufsalltag geht, wieder einmal zu schnell und hektisch abläuft und Sie das Gefühl haben, Sie verlieren den Boden unter den Füßen oder werden von zu vielen Dingen gleichzeitig erfasst, machen Sie Folgendes:

Stellen oder setzen Sie sich mindestens dreimal täglich für nur ein paar Sekunden hin und sagen Sie innerlich »Stopp«. Werden Sie sich für diese kurze Zeit bewusst, was Sie gerade tun, wie Sie sich fühlen, was jetzt wichtig ist. Diese Übung über einen längeren Zeitraum angewandt, schult Ihre Fähigkeit, bewusst das Hier und Jetzt zu erleben. Sie werden sich Ihrer aktuellen Lage bewusst und halten das Hamsterrad immer wieder für einige Sekunden an. Das entspannt und gibt Ihnen die Möglichkeit, sich von außen zu beobachten.

■ Ein Schutzschild malen

Wenn Ihre Gedanken immer wieder in die Zukunft reisen, nehmen Sie ein Blatt Papier und malen Sie einen Kreis. Schreiben Sie alles, was für den jetzigen Moment, den heutigen Tag oder die anstehende Situation wichtig ist, in diesen Kreis. Die Dinge, die in der Zukunft sein werden oder sein sollen, schreiben Sie außerhalb des Kreises. Mit dem, was Sie in den Kreis schreiben, setzen Sie die Prioritäten für das Heute. Alles andere sind Erfahrungen, Termine, Erlebnisse, die Sie auf später verschieben können, wenn Sie dazu bereit sind oder es dafür an der Zeit ist.

■ Unter der Weide sitzen

Setzen Sie sich bequem hin und stellen Sie sich vor, Sie sitzen unter einem großen grünen Weidenbaum, der auf einer Blumenwiese steht. Die grünen, bis zum Boden reichenden Äste der Weide und ihre zarten Blätter umhüllen Sie und Ihren Platz wie einen beschützenden Vorhang. Sie sind umgeben vom leuchtenden sanften Grün dieses Baumes und der Zartheit seiner schmalen Blätter. Atmen Sie die Ruhe, die frische Luft, das satte Grün ein. Es gibt jetzt nichts für Sie zu tun. Sitzen Sie einfach nur unter dem Blättervorhang und genießen Sie die Geborgenheit der Weide – im Hier und Jetzt. Die Weide ist immer da und Sie können jederzeit unter ihr Platz nehmen und ihre Kraft nutzen. Sollten Sie draußen eine Weide entdecken, setzen Sie sich darunter und spüren Sie die Wirkung unmittelbar.

Weinen ist gesund

Diesen ungewöhnlichen Satz hat mir eine Freundin gesagt, als ich eine traurige Phase durchlebte. Immer wieder denke ich an diesen einfachen Satz und er hilft mir, die Tränen fließen zu lassen und Weinen als etwas Positives und Gesundes zu sehen. Durch die Krankheit Krebs spüren wir die Endlichkeit unseres menschlichen Daseins wie nie zuvor, und sie ist auch noch ärztlich diagnostiziert. Unser unverwundbarer Zustand ist damit schlagartig beendet worden. Wir fühlen uns verletzt, verunsichert und wissen, das alte Leben ist vorbei. Unser Blick auf die Welt und uns selbst ist nicht mehr der gleiche. Das macht uns traurig und das ist zu betrauern. Wenn diese Traurigkeit in uns hochsteigt, nehmen wir uns in unserem Lebensprozess wahr: Wir werden älter, wir bekommen Krankheiten und Gebrechlichkeiten, wir sterben. Wir spüren die aufeinanderfolgenden Phasen des Lebens. Wir können versuchen, uns dagegen zu wehren. Das kann anstrengend werden. Wenn wir die Herausforderung annehmen, kann das Schicksal Krebs zum Geschenk werden, indem wir zu den Entwicklungen in unserem Leben »Ja« sagen, die Tränen frei fließen lassen und im Lebensfluss bleiben.

Tränen reinigen unsere Seele, wir befreien uns von Vergangenem und öffnen uns dem Leben, das vor uns liegt. Darum sollten wir weinen und unsere Tränen als Heilungs- und Reinigungsmittel für unsere Seele begrüßen. Die traurigen und die Freudentränen sind sichtbar gewordene Edelsteine. Mit jeder Träne zeigen wir der Welt unsere weiche Seite, unsere Verletzlichkeit und Zartheit. Dies sind auch sehr wertvolle Geschenke an unsere Umwelt und die Menschen um uns herum. Wir helfen mit unseren Tränen auch den anderen, ihre Gefühle ernst zu nehmen und die verletzliche Seite wahrzunehmen.

Tipp:
Haben Sie sehr lange nicht mehr geweint oder fällt es Ihnen überhaupt schwer zu weinen? Sie wissen nicht so recht, wie Sie an dieses Gefühl herankommen? Schauen Sie sich traurige Filme an, hören Sie traurige Musik oder lesen Sie traurige Texte und Bücher. Bei jeder Träne, die Sie wegen eines äußeren Anlasses weinen, weinen Sie auch um sich selbst. Finden Sie heraus, was Sie berührt und was Ihnen hilft, traurig zu werden und wieder zu weinen. Machen Sie sich mit Ihrer Traurigkeit (wieder) vertraut. Kommen Sie in Fluss und genießen Sie Ihre wertvollen Tränen.

Strategien, wenn Sie traurig sind:

Nehmen Sie sich Zeit für die nicht so schönen Momente

Für die schönen Momente des Lebens nehmen wir uns Zeit: für Geburtstage, Hochzeiten, Betriebsjubiläen, Grillpartys, Weihnachtsfeiern, Kino, Kneipe usw. Sich für die nicht so schönen Momente im Leben Zeit zu nehmen ist ebenso wichtig. Denn wer aus tiefstem Herzen glücklich werden will, benötigt dazu auch die andere, die traurige Seite des Lebens. Sich für Trauerphasen Zeit zu nehmen, richtig traurig und verzweifelt zu sein, und von ganz tief innen heraus zu weinen, das ist mit der Diagnose Krebs endlich erlaubt. Jeder in Ihrer Umgebung wird dafür Verständnis haben. Die Menschen bemitleiden Sie. Auch wenn Sie das gar nicht wollen. Manchmal steckt hinter diesem Bemitleiden der anderen Menschen deren geheimer Wunsch, auch eine so unschlagbare Rechtfertigung für das Leiden zu haben und damit auch endlich die Erlaubnis, Opfer sein zu dürfen. Krebs ist so ein Erlaubnisschein. Endlich gibt es einen guten Grund, wochen- und tagelang zu weinen, traurig und schlecht drauf zu sein. Wie befreiend, dieser oberflächlichen und rastlos pulsierenden Gute-Laune-Medienwelt endlich ein anderes Gesicht zeigen zu dürfen. Sie können es sich erlauben und sich den Luxus gönnen, sich Zeit für die nicht so schönen Momente zu nehmen. Ihre Seele, Ihre Gefühlswelt und Ihr inneres Kind werden sich freuen. Ritualisieren Sie diese Momente der Traurigkeit. Legen Sie sich mit Ihrem Lieblingskissen, Ihrer Kuscheldecke oder mit einem Stofftier auf das Sofa und trauern Sie um Ihr Leben. Oder gehen Sie zu Ihrem Lieblingsort im Wald, auf einer Wiese oder am Fluss und weinen Sie dort um sich selbst. Geben Sie Ihrer Traurigkeit den gleichen Platz in Ihrem Leben wie der Freude.

Weinen befreit und reinigt

Wie ein dicker schwerer Nebel liegen traurige Erlebnisse, Erfahrungen und Gefühle oft jahrelang auf unserer Seele und wir tragen schwer daran. Nicht selten entwickeln sich daraus seelische Verstimmungen und Depressionen, weil wir unsere Traurigkeit verdrängen. Der Nebel wird immer dichter. Und jetzt auch noch diese Krankheit, dieser Krebs. Spätestens jetzt sollten Sie sich erlauben, den Nebelschleier zu lichten und weinen, was das Zeug – die Taschentücher, Tränen- und Handtücher – hält. Der einzige Weg, Traurigkeit loszuwerden, ist zu weinen. Manchmal sind es riesige Fässer, die sich im Laufe des Lebens mit Tränen gefüllt haben und leergeweint werden wollen. Weinen kann zum Befreiungsritual werden und entspannen. Ich habe es inzwischen ritualisiert, in Zeiten, in denen ich traurig bin, abends weinend einzuschlafen. Am Morgen danach fühle ich mich erleichtert und bin froh, die Tränen losgelassen zu haben. Meine Traurigkeit hat nachgelassen, meine Seele hat sich gereinigt und meine Stimmung heitert sich wieder auf. Nach dem Weinen geschieht dies wie von selbst. Nicht zwanghaft gute Laune, sondern das Weinen hilft uns, wieder Glück und Freude zu spüren.

Lachen und Weinen sind wie Geschwister

Ist Ihnen schon mal aufgefallen, dass man sich nach einem Lachanfall genauso erleichtert fühlt wie nach einem Heulanfall? Wenn ich mit meiner Restfamilie am Grab meiner Mutter stehe, füllen sich unsere Augen oft mit Tränen. Jedes Mal nach dem Weinen macht jemand von uns einen Witz, ein Eichhörnchen klettert den Baum hinauf, ein Hase buddelt am Nachbargrab die Blumen aus oder wir erinnern uns an eine lustige Geschichte mit meiner Mutter und fangen an zu lachen. Lachen und Weinen sind wie Geschwister. Beobachten Sie, wie lange es dauert, bis Sie nach dem Weinen wieder lachen. Vielleicht ist es Ihnen noch gar nicht aufgefallen wie nah Lachen und Weinen beieinanderliegen. Verschaffen Sie sich gezielt Grund zum Lachen. Besorgen Sie sich lustige Filme und Videos. Schauen Sie sich statt Krimis Komödien an. Vermeiden Sie alles Düstere und Morbide, außer es passt zu Ihrem schwarzen Humor. Besorgen Sie sich lustige Bücher und Comics. Umgeben Sie sich mit fröhlichen Menschen, die Sie zum Lachen bringen. Lachen und Weinen sollten sich in Ihrem Leben breitmachen, denn beides steigert Ihr Wohlbefinden und schenkt Ihnen Lebenslust.

Verabschieden Sie sich

Eine Abschiedsparty nach langjähriger Betriebszugehörigkeit, beim Umzug in eine andere Stadt oder wenn unsere Lieblingskneipe schließt ist für uns selbstverständlich. Sich von den eigenen Vorstellungen, Erwartungen und Lebensplänen aktiv zu verabschieden, weil das Leben plötzlich etwas anderes mit uns vorhat, kommt uns dagegen nicht ganz geheuer vor. Aktiv Abschied nehmen heißt, sich die Wendung im eigenen Leben bewusst zu machen und die Distanz wahrzunehmen zwischen der bisherigen Vorstellung davon und dem zukünftigen Selbstbild, das noch nicht zum Vorschein gekommen ist. Sich verabschieden hilft, den Zwischenraum zwischen altem und neuem Leben auszuhalten, zu gestalten und sich auf die Zukunft vorzubereiten. Es ist wie beim Umzug: Man mistet aus, wirft weg, renoviert und saniert. Legen Sie sich ein besonderes Buch an, um sich zu verabschieden. Dort können Sie Fotos einkleben, Ihren Abschiedsschmerz in Worte fassen oder hineinmalen. Schreiben Sie auf, was Sie verabschieden, was Sie ausmisten, wegwerfen und in Ihrem Leben renovieren möchten. Vor meiner ersten Brustoperation habe ich mir Fotos von meinen Brüsten gemacht, weil ich sehr große Angst davor hatte, nach der Operation mit Narben verstümmelt zu sein. Nach der Operation kam es dann ganz anders. Die Narben beschäftigten mich nicht mehr, ich war froh, überhaupt zu leben. Die aktive Beschäftigung mit dem Abschied schafft Platz für Gefühle und Gedanken und hilft Ihnen loszulassen. Jetzt können Sie beginnen, Ihr Leben neu einzurichten wie eine neue Wohnung. Gestalten Sie Ihr Selbstbild neu oder anders und passen Sie es an die veränderten Lebensumstände nach der Diagnose Krebs an. So entwickeln Sie sich weiter und bleiben sich selbst treu!

Anderen vergeben

Wenn sich Menschen von Ihnen trennen, Sie durch Tod verlassen haben oder Sie verletzt haben, versuchen Sie, Ihnen zu vergeben. Das hilft, die blockierenden negativen Emotionen wieder in positive Gefühle für diese Menschen zu verwandeln. Meine Mutter hat mir ein halbes Jahr vor ihrem Tod mitgeteilt, dass sie es nicht mehr schafft und sterben wird. Ich war immer wieder wütend auf sie, weil sie mich verlassen hat. Ich musste ihr das verzeihen, damit auch mein Schmerz weniger werden konnte. Wir trauern ja nicht wirklich um die, die uns verlassen haben, sondern weinen in erster Linie um uns selbst, weil wir verlassen worden sind. Wir nehmen unser Alleinsein deutlicher wahr. Dem anderen verzeihen oder vergeben heißt, die Gefühle von Wut, Traurigkeit und Enttäuschung loszulassen und damit aufzuhören, Vorwürfe zu machen. Entscheiden Sie sich dafür, nicht mehr an der Verletzung oder der Wut festzuhalten. Kehren Sie zurück zu den früheren liebevollen Gefühlen und öffnen Sie Ihr Herz für neue Erfahrungen.

Tipp:
Nehmen Sie ein reinigendes Bad in einem Fluss oder in einem See, um den emotionalen Ballast von Verletzungen und Vorwürfen loszuwerden. Gehen Sie in Gedanken alle negativen Emotionen durch. Tauchen Sie mit dem Kopf unter Wasser und stellen Sie sich vor, wie Sie beim Untertauchen alles loslassen und gereinigt wieder auftauchen. Am besten wiederholen Sie dieses Ritual mehrmals – so oft, bis Sie sich wirklich befreit fühlen. In der Nacht ist die Wirkung dieses Rituals noch intensiver. Sie können auch jemanden mitnehmen, irgendwas hat jeder zu vergeben.

Im Herzen verbunden

Kennen Sie das? Sie sind mit jemandem zusammen, doch erst wenn er oder sie die Tür hinter sich geschlossen hat, spüren sie Ihre Zuneigung zu diesem Menschen und wie nah Sie sich ihm oder ihr fühlen. So kann es mit Menschen, die gestorben sind, auch passieren. Nachdem meine Mutter gestorben war, spürte ich erst, wie tief unsere Beziehung war und unsere Verbundenheit. Heute begegnet mir diese Verbundenheit immer wieder, wenn etwas Entscheidendes in meinem Leben passiert: Ich verliebe mich, ich bekomme einen neuen Job, erlebe Glücksmomente oder schwierige Situationen. Dann spüre ich die Nähe zu denen, die mir vorausgegangen sind. Sie sind da, nehmen Anteil und sehen mich. Ich weiß ihre Antworten auf meine Fragen an sie. Diese Verbindung überlebt den Tod. Diese Verbindung bleibt.

Mit Menschen, die gleiche Erfahrungen machen wie Sie, können Sie ebenso tiefe Momente genießen. Gehen Sie in eine Gruppe mit anderen Betroffenen. Lassen Sie sich in Ihrer Trauer begleiten. Suchen Sie sich Frauen mit Krebs, Angehörige und Freunde von Betroffenen, Trauernde, Verlassene. Erzählen Sie sich Ihre Geschichten. Trauern Sie gemeinsam um sich und Ihre Verluste. Gemeinsame Erfahrungen verbinden. Das tröstet Sie über Ihre Verlassenheit hinweg. Obwohl wir wissen, dass wir immer allein mit uns sind.

Was Sie noch tun können, wenn Sie traurig sind

■ Tränen-T-Shirt

Mein Lieblingsritual bei Traurigkeit ist ein altes weiches T-Shirt aus meinem Schrank zu holen und es richtig vollzuheulen. Erstens haben in dem T-Shirt mehr Tränen Platz als in Taschentüchern. Zweitens muss ich dann nicht die ganze Nacht auf einem nassen Kissen liegen, falls mich der

Heulanfall abends im Bett vor dem Einschlafen erwischt. Vor dem Einschlafen zu weinen hat den Vorteil, am nächsten Morgen mit deutlich besserer Stimmung aufzuwachen. Dies kann zu einem vertrauten Ritual werden und Ihnen die Angst vor traurigen Gefühlen nehmen. Nehmen Sie sich selbst ernst, geben Sie Ihren traurigen Gefühlen Raum und zelebrieren Sie diese Stimmung so lange, bis die freudige Seite wieder zum Vorschein kommt und Ihr Herz erhellt.

■ Das innere Kind an die Hand nehmen

Als Kinder durften wir weinen und traurig sein. Als Erwachsene gestehen wir uns das häufig nicht mehr zu. Vielleicht fühlen wir uns deshalb mit unseren traurigen Stimmungen so schutzlos und ausgeliefert, weil wir uns dann an unsere Kindheit erinnern und mit unserem inneren Kind wieder in Kontakt kommen. Das ist für die meisten von uns ungewohnt. Stellen Sie sich vor, wie Sie als Erwachsene »Ihre Kleine« umarmen, an die Hand nehmen und mit ihr gemeinsam durch schwierige Situationen, Gefühle und Herausforderungen gehen. Der erwachsene Teil in Ihnen übernimmt nun auch die Verantwortung für den kindlichen Teil und Sie gehen gemeinsam durch diese Krise. Sie geben sich selbst den Trost und den Halt, den Sie benötigen.

Wollen Sie die Beziehung mit Ihrem inneren Kind weiter vertiefen, schreiben Sie einen Brief an Ihr inneres Kind: »Kleine *Andrea* in mir, sei geliebt, umsorgt, umarmt. Du brauchst keine Angst haben. Ich beschütze dich. Ich liebe dich von ganzem Herzen. Deine große *Andrea.*« Oder suchen Sie sich ein Symbol für Ihr inneres Kind. Zum Beispiel ein für Sie persönlich gestaltetes Kissen.

■ Rückzug

Trauerphasen und traurige Stimmungen brauchen Zeit und Geduld. Planen Sie Rückzugsphasen in Ihren Alltag ein. Richten Sie sich dafür einen Rückzugsort ein. So wie

Sie sich im Herbst von der Sommerfülle verabschieden und sich im Winter ins Haus zurückziehen, so sollten Sie sich auch bei Veränderungen von Altem verabschieden und sich in traurigen Zeiten zurückziehen. Halten Sie Innenschau über die Ereignisse. Nehmen Sie sich Zeit, damit auch Ihre Seele und Ihre Gefühle mit Ihren Lebensereignissen Schritt halten können.

■ Dankesbrief

Um sich von einem Menschen zu verabschieden, der Sie verlassen hat oder gestorben ist, hilft es, einen Dankesbrief zu schreiben. Bedanken Sie sich für alles, was Ihnen dieser Mensch gegeben hat, was Sie mit ihm erleben durften und was Sie von ihm gelernt haben. Sie können den Brief bei der Beerdigung des Menschen ins Grab werfen, als Schiffchen im Fluss aussetzen oder verbrennen.

■ Post-it-Ritual

Wollen Sie sich von Teilen Ihres Lebens verabschieden, zum Beispiel von einer Brust, die wegen Brustkrebs amputiert werden muss, oder von einer anderen körperlichen Unversehrtheit, dann betrauern Sie diese Veränderung aktiv. Schreiben Sie auf einzelne Blätter eines Post-it-Blocks einen Abschiedsaspekt: Was wird Ihnen fehlen? Was können Sie nicht mehr tun? Wofür bedanken Sie sich? Worüber sind Sie vielleicht sogar froh, dass Sie es loswerden? Notieren Sie jedes kleine Detail, welches zum Abschied von Ihrem alten Selbstbild wichtig ist. Gehen Sie auf eine Brücke, wenn Sie niemand sehen kann, am besten in der Dunkelheit. Werfen Sie ein Zettelchen nach dem anderen in den Fluss und verabschieden Sie sich mit Worten. Es kann sein, dass Sie dabei weinen werden. Diese aktive Trauerarbeit hilft Ihnen, Platz zu schaffen für neue Erfahrungen, die um die nächste Ecke auf Sie warten. Jede noch so schmerzhafte Erfahrung schenkt Ihnen irgendwann wieder Lebenslust.

Liebe ist das wichtigste Medikament zur Heilung von Krebs. Während meiner Erkrankung hörte ich einmal den Satz »Krebs ist der Ausdruck mangelnder Liebe«. Ob er stimmt, weiß ich nicht. Doch musste ich immer wieder an diesen Satz denken. In den Jahren meiner Heilung nach der Diagnose Krebs habe ich immer versucht, nach dem Motto zu leben, mich nicht mehr zu verurteilen, zu hassen, abzulehnen, abzuwerten, sondern soweit es geht und so oft wie möglich, mir selbst alles zu verzeihen, mich selbst anzuerkennen, mich selbst so viel wie möglich zu loben und zu lieben. Um die heilende Kraft der Liebe spüren zu können, müssen Sie zuerst sich selbst lieben. Wenn Sie voll Liebe zu sich selbst sind, beginnt der Liebestopf in Ihnen überzulaufen und die Liebe strömt hinaus in die Welt: zu Ihrer Familie, zu Ihren Freunden, Verwandten, Nachbarn und Kollegen und allen Menschen, die Ihnen täglich begegnen.

Manche Menschen glauben, wenn sie von jemandem nur genug geliebt würden, dann könnten sie sich auch selbst mehr lieben. Probieren Sie es einmal andersherum aus: Lieben Sie zuerst, lieben Sie im Voraus, lieben Sie unabhängig davon, ob etwas zurückkommt. Verschenken Sie Liebe: Das können Geschenke, herzliche Worte, liebevolle Taten oder Zuhören sein. Tun Sie es einfach und Sie werden bemerken, wie Sie sich selbst geliebt fühlen. Liebe zu spüren heißt vor allem, dieses wunderschöne Gefühl in sich selbst zu fühlen und dann an andere zu verschenken. Das erfüllt uns. Spüren Sie die Liebe, die aus Ihnen herausfließt. Das allein ist Grund genug, sofort damit zu beginnen, jeden Tag zuerst zu lieben.

Der dritte Teil der Liebesformel nach der Selbstliebe und der bedingungslosen Liebe für andere ist, Liebe annehmen zu können. Das verbindet Sie mit anderen Menschen und heilt Ihre Seele, Ihren Geist und Ihren Körper. Denn vielleicht ist Liebe der einzige Sinn des Lebens. Und falls der Satz »Krebs ist der Ausdruck mangelnder Liebe« doch wahr sein sollte, dann ist Liebe in alle Richtungen das Beste, was Sie und ich für die Heilung tun können.

Hier noch einmal die Liebesformel für mehr Liebe in Ihrem Leben:

1. Lieben Sie sich selbst.
2. Lieben Sie bedingungslos.
3. Nehmen Sie Liebe an.

Lieben Sie sich selbst

Egal ob Sie fleißig oder erfolglos sind, viel leisten oder zurzeit gar nicht arbeiten können, die Erwartungen Ihrer Umwelt erfüllen oder nicht: Sie sind liebenswert. Egal ob Stein, Pflanze, Tier oder Mensch, egal ob gesund, krank, arm oder reich: Jedes Wesen auf dieser Erde ist liebenswert. Üben Sie an jedem Tag, ganz bewusst sich selbst zu lieben. Warten Sie nicht darauf, bis jemand anderes dies tut. Sie sind diejenige, die sofort damit beginnen kann. Auch wenn Sie sich immer wieder dabei ertappen, sich selbst für Ihr Verhalten, Ihren Körper, Ihre Gedanken zu hassen oder zu verurteilen, kehren Sie immer wieder mit Liebe zu sich selbst zurück. Lieben Sie sich selbst von ganzem Herzen und bedingungslos, ohne Wenn und Aber. Liebe für jeden Aspekt Ihres Daseins verhilft Ihnen zur Ganzheit und verbindet Sie mit sich selbst.

Schreiben Sie sich den Satz »Ich bin geliebt« an Ihren Badezimmerspiegel und lesen Sie ihn sich mindestens fünfmal morgens, mittags und abends laut vor. Immer wenn Sie daran zweifeln, ob Sie geliebt sind, können Sie sich den Satz laut vorsagen – bis er wirkt. Diese positive Affirmation hilft Ihnen, Ihre Selbstliebe zu vermehren, statt sich selbst zu verurteilen und abzuwerten.

Tipp:
Für mehr Selbstliebe suchen Sie sich Ihre Lieblingssätze aus. Sie können auch mehrere Zettel in Ihrer Wohnung aufhängen und anwenden.

Ich liebe mich.
Ich nehme mich an, wie ich bin.
Ich stehe zu mir.
Ich bin ein liebenswerter Mensch.

Entdecken Sie Ihre Stärken

Tun Sie die Dinge, die Ihnen leichtfallen, die Sie gut können und die Ihnen Spaß machen. Wir denken oft, nur wenn wir uns richtig anstrengen, vollbringen wir etwas Tolles und Wertvolles. Dabei könnte es genau andersherum sein: Immer wenn uns etwas leichtfällt, sind wir darin besonders gut. Wir bemerken oft nicht, dass dies eine besondere Stärke von uns ist, sondern denken, es sei nichts Besonderes, zum Beispiel in letzter Minute vor der Geburtstagseinladung noch einen Hefekuchen hinzubekommen oder anderen zuzuhören, egal wie es uns selbst gerade geht. Entdecken Sie Ihre Stärken und leben Sie diese. Das stärkt Ihr Selbstwertgefühl und Ihr Selbstbewusstsein! Tun Sie das, was Sie schon immer tun wollten, und lassen Sie das, was Sie nicht gerne tun. Dies ist ein entscheidender Schritt für mehr Selbstliebe. Beobachten Sie Ihre Stimmungen bei verschiedenen Tätigkeiten und Arbeiten. Überall wo Sie mit Lust bei der Sache sind und Freude haben, liegen Ihre Talente. Diese Talente sind Ihnen geschenkt worden, damit Sie sich selbst und anderen damit eine Freude bereiten.

Erlauben Sie sich zu versagen

Sich ungewöhnliche Dinge vor dem Hintergrund der Krebsdiagnose zu erlauben, wie Verabredungen abzusagen, kritische Statements auszusprechen, unbequem zu sein, nicht mehr jedem gefallen zu wollen, mehr auf die eigene Stimme zu hören, ist die eine Sache. Der nächste Schritt ist, sich Versagen zu erlauben. Perfektionismus ist das Letzte, was Sie jetzt brauchen. »So unperfekt wie möglich« sollte Ihr neues Motto sein. Könnte sein, dass Sie dadurch ganz neue Erfahrungen machen und ungewöhnliche Sachen erleben, die Sie sich bisher mit einem vermeintlich perfekten Zustand immer wieder unmöglich gemacht haben. Probieren Sie es aus! Vermeintliches oder bewusst herbeigeführtes Versagen kann Sie entspannen.

Lassen Sie sich Zeit

Machen Sie kleine Schritte, einen nach dem anderen, nach dem Motto: Wenn ich gehe, dann gehe ich, wenn ich sitze, dann sitze ich, wenn ich stehe, dann stehe ich, wenn ich esse, dann esse ich. Multitasking ist keine Qualität. Denken Sie an die Kraft der Schildkröten und schauen Sie mal einer Schildkröte beim Essen eines Salatblattes zu. Dieser Anblick ist reine Meditation. Entdecken und genießen Sie die Qualität der Langsamkeit. Schalten Sie ein bis drei Gänge herunter. Sie verpassen nichts! 50 Prozent Ihrer Leistung reichen völlig aus. Sie sind geliebt! Auch ohne Anstrengung und ohne Leistung.

Nehmen Sie sich selbst ernst

Nehmen Sie sich und Ihre Bedürfnisse ernst, und zwar in alle Richtungen: körperlich, geistig und seelisch. Was braucht Ihr Körper? Was wünscht sich Ihre Seele? Was fehlt Ihnen zur geistigen Erbauung? Egal worum es sich handelt, Ihre Bedürfnisse sollten auf Ihrer Rangliste an erster Stelle stehen. Setzen Sie sich dafür ein und handeln Sie danach! Bitten Sie, wo erforderlich, um Unterstützung oder erfüllen Sie sich Ihre Wünsche selbst.

Seien Sie geduldig mit sich

Dies gilt sowohl für die äußere Bewältigung Ihrer Krebserkrankung (das Überstehen der Therapien) als auch für Ihre inneren Entwicklungen. Ärgern Sie sich nicht darüber, dass Sie Ihrem Arzt im letzten Gespräch (wieder) nicht gesagt haben, was Sie stört und was Sie sich wünschen. Irgendwann werden Sie nicht mehr erlauben, dass Ihnen Therapien oder Zeitpläne übergestülpt werden. Irgendwann hören Sie von selbst auf, Dinge zu ertragen, die Sie schon lange stören. Verzeihen Sie sich diese Schwächen. Setzen Sie sich nicht mit weiteren Erwartungen und Vorstellungen davon, wie es sein müsste, unter Druck. Irgendwann beenden Sie auch den Job, der Ihnen nicht mehr gefällt, und suchen sich einen anderen, der besser zu Ihnen passt. Bis dahin seien Sie geduldig mit sich. Menschen lernen nur sehr langsam. Vergessen Sie nicht, dass Sie sich in einer außergewöhnlichen Lebenssituation befinden. Sollten Sie dann überraschenderweise Dinge vollbringen, die Sie selbst nicht erwartet haben, freuen Sie sich über Ihre Schritte zu mehr Selbstliebe. Ein arabisches Sprichwort sagt: »Geduld und Humor sind zwei Kamele, mit denen man durch jede Wüste kommt.«

Lieben Sie bedingungslos

Andere so zu lieben, wie sie sind, erscheint uns oft schwierig. Dabei ist es einfach. Sehen Sie die anderen mit den Augen Ihres Herzens und nicht mit Ihrem wertenden Verstand. Begrüßen Sie Freunde, Fremde und Feinde mit dem Satz »Liebe sei mit dir« – Sie brauchen die Worte nicht auszusprechen, sondern nur zu denken. Nehmen Sie die

Menschen, wie sie sind, Sie können sie ohnehin nicht ändern. Lieben Sie deren inneres Wesen, nicht ihre Äußerlichkeiten oder ihre Worte und Taten. Dies ist selbst bei Konflikten möglich oder wenn Sie es mit schwierigen Menschen zu tun haben. Es ist immer wieder möglich, vom eigenen Wertmaßstab abzurücken, sich anderen zu öffnen und sie wertzuschätzen. Es kommt nur darauf an, dass Sie damit beginnen:

- Sagen Sie den Menschen um Sie herum, dass Sie sie lieben und was Sie an Ihnen schätzen. Schreiben Sie eine Liebes-SMS, einen Liebesbrief oder kleine Liebeszettelchen.
- Bereiten Sie Freude durch kleine Aufmerksamkeiten, wie zum Beispiel eine selbst gepflückte Blume.
- Leisten Sie kleine Hilfstätigkeiten, die Ihnen Spaß machen und andere entlasten – Fahrrad putzen, Vorhänge waschen, Auto reinigen, etwas reparieren, je nachdem, wo Ihre Talente liegen.
- Bringen Sie andere zum Lachen! Pflegen Sie Ihren Humor und teilen Sie ihn.

Bedingungslose Liebe kostet nichts und ist grenzenlos verfügbar – jeden Tag!

Nehmen Sie Liebe an

Der dritte Teil der Liebesformel heißt: Liebe annehmen. Hört sich einfach an, ist es jedoch nicht immer. Liebe annehmen kommt uns manchmal egoistisch vor. Wir fühlen uns nicht gut genug, von anderen geliebt zu werden. Wir glauben, nicht genug zu leisten, um die Liebe zu verdienen. Wir denken, wir müssen uns so oder so verhalten, damit wir die Liebe unserer Mitmenschen bekommen. Dabei wünschen wir uns nichts sehnlicher. Oftmals ist es andersherum: Liebe anzunehmen ist ein Vertrauensbeweis. Wir vertrauen, indem wir uns mit unseren Unzulänglichkeiten und mit unseren Schwächen zeigen. Egal ob Sie erfolgreich oder gescheitert, gesund oder krank sind, lassen Sie sich lieben, lassen Sie sich helfen, lassen Sie sich unterstützen, lassen Sie sich umarmen. Nehmen Sie die Liebe an und genießen Sie die Nähe anderer Menschen. Ihre Angehörigen, Freundinnen und Freunde, Nachbarn und Kollegen freuen sich, wenn sie Sie unterstützen dürfen. Das verbindet Sie miteinander und schenkt Ihnen ein Gefühl von Geborgenheit in dieser Welt. Gerade das Gefühl, nicht alleingelassen zu sein mit all den Begleitumständen einer ernsten Krankheit, benötigen Sie jetzt unbedingt. Bedenken Sie, für Ihre Angehörigen ist es enorm wichtig, dass sie etwas für Sie tun können. Nur passiv neben dem Betroffenen zu sitzen und zuzuschauen ist für sie kaum auszuhalten und füttert ihre Ängste und Ohnmachtgefühle. Nehmen Sie Unterstützung und Liebe an. Fragen Sie nach Hilfe. Öffnen Sie sich für Liebestaten, damit die Liebe zwischen Ihnen fließt und sich so vermehrt. Sie haben die Liebe anderer verdient. Üben sie täglich, Liebe anzunehmen.

Was Sie noch für Ihre Selbstliebe tun können

- Beschenken Sie sich selbst

Richten Sie einen Raum für sich ein oder planen Sie Zeit für sich allein, um sich und Ihr Leben zu feiern. Gehen Sie bewusst allein in Ihr Lieblingscafé und bestellen Sie Ihren Lieblingskuchen. Machen Sie Dinge nur für sich. Tun Sie regelmäßig etwas alleine, was Ihnen Freude bereitet, und machen Sie sich selbst ein Geschenk. Liebe zu sich selbst heißt auch, inneren Halt zu finden. Wenn niemand mit Ihnen einen bestimmten Film ansehen möchte, dann gehen Sie alleine ins Kino. Wenn niemand auf die Idee kommt, Ihnen Blumen mitzubringen, schenken Sie sich selbst welche. Solche Geschenke der Selbstliebe sollten Sie sich immer wieder gönnen, vor allem, wenn Sie verunsichert sind und sich ungeliebt fühlen.

■ Selbstlob-Übung

Konzentrieren Sie sich in Ihrem Leben auf das, was Sie wirklich können und was Ihnen leichtfällt, und weniger auf die Dinge, die Ihnen schwer von der Hand gehen oder für die Sie nicht geschaffen sind. Nehmen Sie ein Blatt Papier oder Ihr Tagebuch und schreiben Sie zehn Fähigkeiten auf, die Sie besitzen und was Ihnen an sich gefällt. Erweitern Sie diese Liste immer wieder und machen Sie sich bewusst, wo Ihre Stärken und Talente liegen. Das fördert Ihr Selbstvertrauen und Ihre Selbstliebe. Sie können die Übung auch mit Freunden oder Freundinnen, Schwestern, Brüdern oder Kolleginnen machen und sich gegenseitig Ihre Stärken vorlesen. Lassen Sie die weibliche Unart weg, dass es peinlich sei, wenn frau sich selbst lobt. Orientieren Sie sich am männlichen Geschlecht, das meist weniger Probleme hat, sich selbstbewusst zu verkaufen. Stehen Sie zu sich und Ihren Stärken. Das macht Spaß und stärkt Ihr Selbst-Vertrauen.

■ Tagesschau

Falls Sie sich gerade in einer Phase befinden, in der Therapien und Behandlungen viel Zeit und Raum in Anspruch nehmen und sich Ihr Aktionsradius radikal verkleinert hat, loben Sie sich für alles, was Sie an diesem Tag geschafft haben: ein Telefonat, ein kleiner Spaziergang, die Tabletten eingenommen, ferngesehen, ein Bad genommen, wütend gewesen, geweint, Freude gespürt und so fort. Legen Sie den Fokus ganz bewusst auf die kleinen Schritte, die Sie täglich machen und mit denen Sie gut für sich sorgen. Werden Sie wie das Eichhörnchen im Park, das ganz langsam für den kommenden Winter Nahrung sammelt, oder wie die Ameise, die mit viel Geduld ihre Aufgabe erfüllt. Sie wissen genau, was heute zu tun ist. Momentan mag Ihnen Ihr Leben vielleicht klein und bedeutungslos erscheinen, weil Sie nur damit beschäftigt sind, diesen Tag zu überleben. Diese Phase geht irgendwann vorüber und Sie werden ernten, was Sie an schwierigen Tagen mit viel Herzblut, Lebensenergie und Tränen gesät haben.

- Lebensjahresritual

Dokumentieren Sie an Ihrem Geburtstag, was Sie im vergangenen Lebensjahr erlebt, erfahren und erreicht haben. So erkennen Sie, wie viel Sie leisten, und können sich selbst dafür die nötige Anerkennung schenken und sich bei sich selbst bedanken. Anschließend träumen Sie sich in Ihr neues Lebensjahr. Stellen Sie sich vor, wie dieses Jahr werden soll, welche Wünsche Sie haben, welche Träume sich erfüllen sollen und welche Dinge Sie erreichen möchten. Was sich verändern und neu auf Sie zukommen darf, welche Erfahrungen Sie machen möchten. Schreiben Sie alles auf, was Sie sich für Ihr neues Lebensjahr einladen und bestellen. Sich selbst lieben heißt auch, die eigenen Wünsche, Träume und Ziele ernst zu nehmen. An Ihrem nächsten Geburtstag holen Sie dann Ihre Wunschliste hervor und prüfen, was sich erfüllt hat und was nicht. Zum Lebensjahresritual können Sie noch eine Tarot-, Orakel- oder Tierkarte aus einem Kartendeck ziehen, um einen weiteren Aspekt für Ihr neues Lebensjahr zu erhalten.

Vertrauen bei Schmerzen

Akute Schmerzen begleiten die meisten Krebstherapien permanent. Schmerzen sind wie Glocken, die uns ständig daran erinnern: Du bist krank, du bist ernsthaft krank, du stirbst vielleicht, du wirst nicht mehr gesund. Therapien, Entspannungsübungen, Medikamente, Tropfen hier, Kügelchen da und Sitzungen bei Therapeuten helfen nicht immer gegen all die Schmerzen während der Krebserkrankung. Es gibt eben doch nicht für alles ein Mittelchen, so wie es die Schulmedizin verspricht. Seien Sie jedoch beruhigt, Schmerzen müssen Sie keine aushalten – dafür gibt es stets Behandlungsmöglichkeiten. Wenn kein Medikament mehr nützt, hilft Ihnen Vertrauen. Vertrauen in die eigene Lebenskraft, Vertrauen in die eigene Stärke, Vertrauen in Gott, in eine Führung von oben oder was es für Sie auch immer sein mag, an das Sie glauben. Vertrauen Sie Ihren Heilkräften und Handlungsmöglichkeiten, Ihrer Zuversicht und Ihrem Durchhaltevermögen, Ihrem positiven Denken oder einfach nur Ihrem Wissen, dass Sie es schaffen und wieder gesund werden. Geben Sie zum Vertrauen noch eine große Portion Geduld. Geduld und Vertrauen können in dieser Krise wichtige Helfer für Sie werden. Stützen Sie sich auf diese inneren Helfer. Das macht Sie unabhängig von Befunden, Therapiegenehmigungen und Behandlungserfolgen.

Strategien für den Umgang mit Schmerzen:

Schmerztherapie

Offiziell muss heute niemand mehr Schmerzen aushalten. In der Realität sieht das anders aus: Viele Frauen sagen ihrem Arzt nicht, dass sie Schmerzen haben. Sie ertragen die Schmerzen viel zu lange. Es ist Ihnen peinlich. Sie möchten nichts fordern. Das Wissen um die Möglichkeiten von Schmerztherapien fehlt vielen Betroffenen. Wie zermürbend und nervenaufreibend Schmerzen sein können, wissen alle, die schon einmal richtig schlimme Zahnschmerzen hatten. Das geht an die Substanz. Während der Krebserkrankung erleben Betroffene unterschiedlichste Schmerzen an allen möglichen Körperstellen. Jeden Tag tauchen neue Symptome auf. So oft kann man gar nicht zum Arzt rennen und sich bescheinigen lassen, dass es kein Rückfall ist. Es scheint, als schreie der Körper förmlich nach Veränderung und nach dem Ende der strapaziösen Therapien. Versorgen Sie sich mit Medikamenten, die Ihre Schmerzen lindern, Ihre Symptome schmälern und Nebenwirkungen in Schach halten. Achten Sie darauf, dass Sie selbst Kontrolle über die Dosis und die Anzahl Ihrer Mittelchen haben. Lassen Sie sich medikamentös so einstellen, dass Sie keine Schmerzen haben und dennoch emotional offen bleiben, damit Sie positive Gefühle wie Lebensfreude und -lust weiter wahrnehmen können. Dies ist entscheidend für das seelische Überleben der Krebsdiagnose und deren emotionale Bewältigung. Heilung heißt: ganzheitlich gesund werden: körperlich, seelisch und geistig. Zur Heilung gehört nicht nur die Symptomfreiheit auf der körperlichen Ebene, sondern auch das seelische Wohlbefinden. Legen Sie den Fokus neben der Schmerztherapie und der Schmerzfreiheit auch auf die Heilung der seelisch-geistigen Seite. Der körperliche Schmerz ist Ausdruck eines seelischen Zustandes.

Vertrauen Sie Ihrer Intuition

Machen Sie sich bei Schmerzen auf die Suche nach dem, was Ihre Selbstheilungskräfte stärkt und Sie auf Ihrem Weg der Heilung unterstützt. Erkunden Sie neue Wege und neue Ansätze. Beginnen Sie eine Psychotherapie, gehen Sie in eine Selbsthilfegruppe, lassen Sie sich über die vielfältigen Angebote für Frauen mit Krebs beraten. Lassen Sie sich mit Massagen, Lymphdrainagen oder anderen Methoden der Körperarbeit unterstützen. Gehen Sie zu einem Schamanen, zu spirituellen Lehrern oder in Ihre Kirche, wenn Ihnen danach ist, um Ihre Schmerzen – körperlicher oder seelischer Art – zu lindern. Vertrauen Sie Ihrem intuitiven Wissen, welche Aspekte der Heilung Sie über die Schulmedizin hinaus benötigen. Es gibt viele Angebote im esoterischen, spirituellen, psychosozialen, emotionalen und seelischen Bereich, bei denen es darum geht, mit Krebs und den Ängsten der Patientinnen und Patienten viel Geld zu verdienen. Die Unterscheidung, was für Sie das Richtige ist, ist daher wichtig. Es kommt letzten Endes nur darauf an, was Ihnen hilft, individuell bei Ihnen wirkt und was Ihnen guttut. Suchen Sie zuerst in Ihrem persönlichen Netzwerk und durch Empfehlungen nach passenden (Zusatz-)Behandlungen und Methoden. Vertrauen Sie jedoch letzten Endes sich selbst und Ihrer Intuition.

Versuchen Sie außerdem, Ihren Schmerzen auf die Spur zu kommen. Begnügen Sie sich nicht mit einfachen Erklärungen von Ärzten, wenn Sie nicht selbst von der Diagnose und Ursache überzeugt sind. Falsche Diagnosen und falsche Behandlungen sind auch in Europa keine Seltenheit. Viele Frauen haben die Erfahrung gemacht, dass ihr Beharren auf die für sie richtige Behandlung zu ihrem Überleben geführt hat. Auch Ärzte treffen falsche Entscheidungen. Hören Sie deshalb auf Ihren gesunden Menschenverstand. Er kann Ihr Lebensretter werden.

Vertrauen Sie Ihrer Seele

Unser Körper ist wie ein Seismograf für unseren seelischen und geistigen Zustand. Hören Sie Ihren Schmerzen zu. Was verlangt der Schmerz von Ihnen? Was können Sie durch den Schmerz körperlich nicht mehr tun? Zu was zwingen Sie die Symptome? Was will Ihnen Ihre Seele sagen?

Ich habe diese Selbstzuwendung – ohne es zunächst zu wissen – durch das Schreiben von Tagebüchern gemacht. Seitenlange Aufzeichnungen füllten ein Buch nach dem anderen mit Beschreibungen über meine Ängste, Zustände, Hoffnungen, Zweifel, Gedanken, Sorgen, Stimmungen und Ereignisse während meiner Erkrankung. Ich musste alles niederschreiben. Es musste irgendwo einen Ort geben, wo das Erlebte, Gedachte und Gefühlte Platz hatte; wo es ausgedrückt werden konnte und irgendeinen Sinn erfüllte. Erst Jahre später auf einem Vortrag von Clemens Kuby wurde mir klar, dass mein zwanghaftes Schreiben zu meinem Heilungsprozess wesentlich beitrug. Clemens Kuby beschreibt in seinem Buch *Heilung – das Wunder in uns* die Methode des Seelenschreibens. Vereinfacht dargestellt geht es darum, in einem Zwischenzustand zwischen Schlaf, Trance und Traum, in einer gedämpften inneren Stimmung sich die Worte von der Seele zu schreiben. Am besten geht dies nachts oder vor dem Einschlafen, wenn die Welt draußen stillsteht und wir uns auf unser Inneres fokussieren können. Nutzen Sie akute Schmerzen, Ängste, Wut und Traurigkeit und versuchen Sie, diese in Worte, Gedanken, Gefühle zu übersetzen. Beginnen Sie zu schreiben. Es muss erst mal keinen Sinn ergeben und es müssen keine schlüssigen Sätze sein. Lassen Sie die Worte einfach aus sich fließen. Lesen und interpretieren können Sie sie später. Verschaffen Sie Ihrer Seele eine Ausdrucksmöglichkeit und vertrauen Sie Ihrem inneren Wissen.

Traumtagebuch

Das Führen eines Traumtagebuchs kann eine weitere Spielart sein, sich selbst auf die Spur zu kommen. Ich habe während meiner Krebserkrankung auch ein Traumtagebuch geführt. Später verglich ich mein Krebstagebuch mit dem Traumtagebuch. Erst als ich meine Träume zeitlich den Geschehnissen der Tage zuordnete, konnte ich sie verstehen. Ich träumte einmal, ich würde in Ballerinas über einen Gletscher laufen, um einen Gipfel zu besteigen. Diesen Traum hatte ich während meiner Chemotherapie, als ich körperlich völlig erschöpft, geistig jedoch voller Ungeduld und mit dem Willen, die Krankheit zu überleben, durch meinen Alltag lief. Legen Sie Ihr Traumtagebuch und einen Stift neben Ihr Bett und denken Sie nach dem Aufwachen als Erstes daran, was Sie in der Nacht geträumt haben. So trainieren Sie, sich an Ihre Träume zu erinnern.

Alles geht vorbei

Es bleibt nichts so, wie es sich gerade anfühlt. Zum Schmerz kommt oft noch die Angst, der Schmerz bliebe für immer. Seien Sie beruhigt. Auch die schlimmsten Schmerzen lassen irgendwann nach. Jede Situation geht vorüber, sei sie auch noch so schlimm und schmerzhaft. Das Leben ist ein Fluss und keine Stagnation, deswegen fließen auch die Schmerzen irgendwann davon.

Was Sie noch bei Schmerzen und für Vertrauen tun können

- Alltagsrituale

Halten Sie an Ihren Alltagsritualen fest, denn sie geben Ihnen Struktur und Halt in der Krise. Egal ob es der morgendliche Spaziergang mit dem Hund oder der Gang zu immer demselben Bäcker ist. Machen Sie Ihnen vertraute Dinge weiter, so gut es geht. Es reicht schon aus, dass sich durch den Krebs Ihr Blick und Ihre Haltung zum Leben verändern. Vertraute Dinge geben Ihnen ein Gefühl von Geborgenheit in dieser Krise.

- Einen Altar bauen

Eine frühe Aktion nach meiner Krebsdiagnose war, eine Kerze auf einem kleinen Tisch aufzustellen. Im Laufe der Wochen und Monate wurde daraus ein richtiger Altar. Irgendwann saß ich täglich davor, betete, zündete die Kerze an, zog eine Karte aus meinem Tierkartendeck, drapierte Federn, Muscheln, Äste und Steine darauf, schmückte den Altar mit hübschen Bildern und Fotos. Schmuckstücke legte ich über Nacht dorthin in dem festen Glauben, sie seien morgens mit beschützender Energie aufgeladen, wenn es zur nächsten Chemotherapie ging und ich ein Amulett benötigte. Ich vertraute, dass diese an sich wertlosen Dinge mir helfen würden. Der Altar wurde für mich sinnbildlich zu meinem Ort der Heilung. Schauen Sie in Ihre Taschen, welche Gegenstände Sie immer bei sich haben, mit welchen Sie Erinnerungen an Menschen oder Ereignisse verbinden, welche Sie immer wieder anziehen. Vielleicht haben Sie ein Stofftier oder Steine, die Sie irgendwann gekauft oder gesammelt haben. Schöpfen Sie Kraft aus solchen Gegenständen, halten Sie diese in Ehren und bewahren Sie sie an einem schönen Ort auf. In schwierigen Zeiten können Sie sie zum Schutz mitnehmen.

■ Heilungssätze

Vertrauen gewinnen Sie durch Heilungssätze, die Sie sich notieren und an Spiegeln, Schreibtisch oder Nachtkästchen aufhängen. Aufmunternde Gedichte und Wortspiele können Ihnen helfen, den Mut nicht zu verlieren und hoffnungsvoll und positiv zu bleiben. Sammeln Sie Worte, Sätze und Sprüche, die Sie aussprechen, oder erfinden Sie selbst Heilungssätze, die zu Ihrer Situation und Stimmung passen. »Ich bin geliebt«, »Ich werde gesund«, »Ich vertraue meinem Weg« können solche Sätze sein. Probieren Sie aus, was Ihnen zusagt und Sie unterstützt.

■ Mantren singen

Mantren versetzen Sie durch die ständige Wiederholung der immer gleichen Wortzeile in einen meditativen Zustand. Die regelmäßige Atmung beim Singen und der sich ständig wiederholende Text verhelfen dazu, in einen entspannten Seinszustand zu gelangen. Die Sängerin Deva Premal hat schöne, einfache Mantren zum Mitsingen veröffentlicht. Das Singen dieser spirituellen Lieder kann Vertrauen zurückgeben.

■ Rückenentspannungslage

Legen Sie sich flach mit dem Rücken auf eine Decke oder Matte, spreizen Sie die Beine etwa schulterbreit und breiten Sie Ihre Arme aus. Machen Sie es sich bequem. Schließen Sie die Augen. Versuchen Sie zu entspannen, indem Sie durch die Nase in den Bauch einatmen – Ihre Bauchdecke hebt sich. Beim Ausatmen stellen Sie sich vor, wie Sie Ihren Schmerz, Ihre Anspannung, Ihre Sorgen und Ängste herausatmen – Ihre Bauchdecke senkt sich. Bleiben Sie so lange liegen, bis Sie sich völlig entspannt fühlen. Diese wirkungsvolle Übung aus dem Yoga ist immer und überall möglich, auch beim Warten auf die Lymphdrainage, vor dem Ultraschall auf der Arztliege oder im Sommer auf der Blumenwiese.

■ Einfach nur da sein
Geben Sie jeden Widerstand auf. Nehmen Sie alles so an, wie es ist. Geben Sie sich der Situation hin. Seien Sie einfach nur da. Mehr ist nicht zu tun.

Genießen Sie Ihren Körper

Die Strapazen und Nebenwirkungen von Operationen, Chemotherapien, Hormontherapien, Bestrahlungen und anderer Behandlungen hinterlassen Narben und Spuren. Körperlich ausgelaugt und verunsichert, gelingt es mit Mühe, eine Therapie nach der anderen zu absolvieren. Ziel der Ärzte ist es, Ihren Körper möglichst tumorfrei, metastasen- und symptomfrei wieder funktionsfähig zu machen. Das wollen Sie auch – und Sie wollen noch mehr. Sie wollen gesund werden und sich wieder wohlfühlen im eigenen Körper. Dazu bedarf es Ihrer ganzen Aufmerksamkeit, Kreativität und Aktivität. Es geht darum, Ihren Körper so anzunehmen, wie er gerade ist: mit oder ohne Haare, mit Narben, schön oder nicht, dünn oder dick, gesund oder krank, beeinträchtigt, behindert oder doch so wie vorher. Versuchen Sie, aus allem das Beste zu machen. Nutzen Sie Ihre Kreativität, um mit den körperlichen Einschränkungen und Beeinträchtigungen so gut wie möglich zu leben. Immerhin: Sie leben noch. Werden Sie aktiv und entwickeln Sie ein neues Körpergefühl. Was benötigt mein Körper jetzt? Was gefällt mir? Was ist körperlich machbar? Orientieren Sie sich an den veränderten Bedingungen und Bedürfnissen Ihres Körpers. Bedenken Sie dabei: Es geht um Ihren Körper. Doch Ihre Seele und Ihr Geist spielen auch eine Rolle.

Strategien für ein gutes Körpergefühl:

Neues Vertrauen zum Körper

Durch die Diagnose Krebs ist das Vertrauen in Ihren Körper erschüttert. Denn erst durch Mammografie, MRT, Röntgen oder Blutuntersuchungen wurde der Krebs entdeckt. In Ihrem Körper findet kein Kampf gegen den Krebs statt. Diese Vorstellung entfernt Sie nur von sich selbst. Vielmehr geht es jetzt darum, sich mit Ihrem Körper zu verbinden und den Krebs als Chance zu erkennen. Nehmen Sie Ihren Körper so an, wie er jetzt ist. Stellen Sie sich vor den Spiegel und betrachten Sie sich. Bedanken Sie sich bei Ihrem Körper für die Arbeit, die er gerade leistet, indem er die Behandlungen über sich ergehen lässt und sich davon immer wieder erholt. Bedanken Sie sich für seine Ausdauer und seine Kraft. Beschäftigen Sie sich mit Ihrem Körper in sanfter Weise und schulen Sie Ihre Körperwahrnehmung. Massagen, Berührungen, Sonne, Wasser, bequeme Kleidung, eine neue Frisur können helfen, das Vertrauen zu Ihrem Körper wieder aufzubauen.

Reinigen Sie den Körper von innen

Die Vorstellung, im eigenen Körper einen Krebstumor oder Metastasen zu haben, ist erschreckend. Sind diese doch die Feinde, die momentan Ihr Leben bedrohen. Gegen die Bedrohung können Sie kämpfen, sich wehren, sie verdrängen oder leugnen. Sie können ihr jedoch genauso gut mit etwas Positivem begegnen. Schließlich sind auch der Tumor und die Metastasen ein Teil von Ihnen. Stellen Sie sich zarte bunte Schmetterlinge vor. Sie fliegen von Krebszelle zu Krebszelle und beginnen, die Zellen zu reparieren und zu reinigen. Visualisieren Sie diese heilenden Schmetterlinge täglich zweimal mehrere Minuten morgens nach dem Aufwachen und abends vor dem Einschlafen oder wenn Sie irgendwo warten oder geduldig sein müssen. Es können auch andere Helfer sein, die bei der inneren Heilung mitarbeiten. Nach der Reinigung und Reparatur malen Sie sich vor Ihrem inneren Auge aus, wie aus den vorher erkrankten Zellen wieder Blumen wachsen können.

Sich in seiner Haut wohlfühlen

Wasser, Sonne, Luft unterstützen Sie darin, sich wieder in Ihrer Haut wohlzufühlen. Gehen Sie schwimmen und genießen Sie bewusst das Wasser auf Ihrer Haut. Nehmen Sie ein Vollbad mit ätherischen Ölen. Cremen Sie Ihren Körper mit einer wohlriechenden Lotion ein. Gehen Sie barfuss auf einer Wiese, im Wald oder im Bach spazieren. Spüren Sie den Boden unter Ihren Füßen und atmen Sie die frische Luft ein. Stellen Sie sich dabei vor, wie Ihre Haut den Sauerstoff aufnimmt und sich daran erfrischt. Setzen Sie sich in die Sonne und lassen Sie die Sonnenstrahlen ihre Wärme und ihr Licht verbreiten. Ihre Haut wird dieses Wohlfühlprogramm schätzen. Kümmern Sie sich gezielt um Ihre Haut, das tut auch Ihrer Seele gut.

Berührungen

Liebevolle Berührungen helfen Ihnen, dass Sie Ihren Körper wieder genießen können. Gönnen Sie sich Massagen, Lymphdrainagen, Physiotherapie oder Wellness-Anwendungen. Lassen Sie sich von Freundinnen, Freunden und Angehörigen massieren, streicheln und umarmen. Massieren Sie sich selbst Ihre Füße mit einem Fußbalsam. Berührungen schenken Ihnen ein Gefühl von Geborgenheit, Wärme und Zuneigung, die Ihr Körper und Ihre Seele ebenso dringend benötigen wie die schulmedizinischen Behandlungen.

Tipp:
Eine liebevolle Methode zur Förderung eines positiven Körpergefühls ist die hawaiianische Lomi Lomi-Massage. Man wird gezogen, gedehnt und geschaukelt, bis der ganze Körper vollkommen weich und entspannt ist. Am Ende der Massage haben Sie das Gefühl, Sie seien in Ihren Urzustand zurückgekehrt. Lomi Lomi ist eine ganzheitliche Behandlungsmethode, die in friedvoller, geschützter Atmosphäre mit warmem Öl und hawaiianischer Musik stattfindet. Im Internet finden Sie Angebote in Ihrer Nähe. Oder erkundigen Sie sich bei Freunden und Bekannten, ob jemand eine Lomi Lomi-Therapeutin kennt. Eine persönlicher Tipp ist meist gut.

Haare und Haarersatz

Wenn Sie durch eine Chemotherapie mit Haarausfall konfrontiert sind, bereiten Sie sich vor. Besorgen Sie sich auf alle Fälle eine Perücke, auch wenn Sie nicht planen, diese aufzusetzen. Nur zur Sicherheit. Setzen Sie die Perücke auf, wenn Sie sich damit gefallen und wohlfühlen. Probieren Sie auch Tücher, Schals, Mützen oder Hüte, je nachdem, was Ihnen steht und was Sie mögen.

Stehen Sie, wenn Sie mögen, auch zu Ihrer Glatze. Warum sollten wir Frauen uns mit unserer Glatze verstecken und wieder einmal so tun, als ob nichts wäre? Die Schwere unserer Erkrankung wird durch die Glatze am stärksten sichtbar. Muten Sie dies nicht nur sich selbst, sondern auch Ihrer Umwelt zu. Krebs betrifft immer mehr Menschen, und wir sollten der Tatsache ins Auge schauen, uns der damit verbundenen Herausforderung stellen und uns damit auseinandersetzen. Auch wenn es den Gesunden lieber wäre, wir würden es nicht zeigen. Achten Sie darauf, was für Sie die richtige Umgangsweise mit dem Thema Haarausfall und Haarersatz ist. Sie müssen damit leben!

Wohlfühlkleidung

Gerade in Zeiten von körperlichen Beeinträchtigungen und Schmerzen ist es wichtig, sich, wenn schon nicht im eigenen Körper, wenigstens in der Kleidung wohlzufühlen. Wählen Sie Stücke, mit denen Sie sich gut gefallen und die bequem sind. Vielleicht möchten Sie an bestimmten Tagen auch nur bestimmte Farben tragen. Die richtige Farbe für den jeweiligen Tag kann Sie dabei unterstützen, sich wohlzufühlen. Ich habe nach meiner Krebsdiagnose und während der Therapien etwa ein Jahr lang nichts Schwarzes getragen. Ich hatte das Gefühl, diese Farbe zieht mich runter. Stattdessen habe ich mich mit vielen rosanen, roten und lilafarbigen Kleidungsstücken eingedeckt. In diesen Farben fühlte ich mich viel fröhlicher. Wenn Sie sich intensiver mit dem Thema Farben und ihrer Wirkung beschäftigen möchten, lesen Sie das Farben-Buch von Ingrid Riedel über die Anwendung und Bedeutung von Farben.

Bewegung

Wer sich nicht bewegt, wird bewegt. Das ist eine der Lektionen, die wir mit der Diagnose Krebs lernen können, wenn wir wollen. Bewegung kann helfen, aktiv zu entspannen, den Kopf frei zu bekommen und wieder fit zu werden. Gönnen Sie Ihrem Körper nach den negativen körperlichen Erfahrungen Erfolgserlebnisse. Bewegung hilft außerdem, Stresshormone abzubauen, Muskeln aufzubauen und insgesamt beweglich zu bleiben. Entdecken Sie Ihre Freude daran und suchen Sie sich etwas aus, das

Sie gerne tun. Es sollte Sie nicht überfordern, Ihren Bedürfnissen entsprechen und in der jetzigen Situation körperlich möglich sein: Bewegung drinnen oder draußen? Allein oder in der Gruppe? Ausdauer-, Beweglichkeits- oder Muskeltraining? Im Verein oder im Fitnessstudio? Finden Sie heraus, was jetzt zu Ihnen passt. Wenn Sie gerne Rad fahren, sich jedoch noch nicht stabil genug fühlen, allein im Straßenverkehr unterwegs zu sein, stellen Sie sich ein Trainingsrad ins Wohnzimmer und bauen Sie damit langsam Ihre Kondition wieder auf. Finden Sie Lösungen, um in Bewegung zu kommen und zu bleiben.

Ernährung

Ratgeber zum Thema Krebs und Ernährung gibt es viele. Deshalb hier nur ein kurzer Rat: Finden Sie heraus, was Ihnen gut tut. Überfordern Sie sich nicht, indem Sie Ihre Ernährung komplett umstellen. Das irritiert und verunsichert Sie mehr, als Ihnen die Ernährungsumstellung bringt. Verkomplizieren Sie nichts. Wenn Sie sich permanent mit gesunder Ernährung beschäftigen und dadurch das Essen mit Freunden im Restaurant nicht genießen können, schadet das Ihrer Lebensqualität. Wägen Sie also ab! Gerade auch beim Essen und Trinken sollten Lebensfreude und Lebenslust dabei sein.

Sexualität und Lust

Sinnlichkeit und Lust trotz großer körperlicher Veränderungen und Einschränkungen zu leben ist nicht ganz einfach. Versuchen Sie es gerade deswegen. Finden Sie neue Ausdrucksmöglichkeiten für Sinnlichkeit, Erotik und Lust. Suchen Sie Wege, wie Sie Ihre Sexualität mit Ihrer Erkrankung vereinbaren können. Verzichten Sie nicht auf diese starke Seite der Lebenslust. Frauen finden dafür ganz eigene Spielarten: Sie lassen sich ohne Haare oder ohne Brüste erotisch fotografieren und veröffentlichen diese Bilder in Büchern und Ausstellungen. Sie fahren explizit in einen Liebesurlaub mit ihrem Partner, um ihrer Sexualität auch während der Krebserkrankung Zeit und Raum zu schenken. Brustamputierte Frauen lassen sich auf ihrer brustamputierten Seite tätowieren. Gehen Sie allein oder mit Begleitung in einen Sexshop und suchen Sie dort nach Dingen, Kleidungsstücken, Filmen, die Ihnen helfen, den Spaß an Ihrer Sexualität zurückzugewinnen. Stöbern Sie im Internet und beschäftigen Sie sich mit Ihren erotischen Wünschen. Versuchen Sie, dem eigenen körperlichen Zustand etwas Erotisches und Sinnliches abzugewinnen. Ihr Körper verändert sich, verändern Sie Ihre Wünsche, soweit es möglich ist, mit Ihrem Körper.

Ich entdeckte das Striptease-Tanzen. Durch die Chemotherapie hatte ich nirgendwo mehr Haare. Diese totale Nacktheit brachte mich auf die Idee. Ich übte eine Choreografie auf einen Song ein und nach einem leckeren Essen mit Freundinnen bat ich sie, sich auf eine kleine Bank im Flur zu setzen und die Musik auf mein Kommando anzuschalten. Ich zog mich in voller Vorfreude auf deren überraschte Gesichter um. Als ich meine drei Hosen, BH, Top, Hemd, Federboa, Perücke, Hut, Strümpfe und Schuhe angezogen hatte, gab ich das Signal für die Musik. Marianne Rosenberg trällerte »Er ist wieder da«. Ich riss die Tür auf und fing an, mich meiner neuen Leidenschaft des Strippens voll hinzugeben. Meine Freundinnen machten staunende Gesichter, als ihnen klar wurde, um welche Show es sich hier gleich handeln würde, und gingen voll mit. Sie schrien, kreischten, glucksten, lachten und feuerten mich an. Ich tanzte mich richtig warm und warf ihnen eine Klamotte nach der anderen um die Ohren. Meine Lieblingspose war die Schlussszene, als ich mir die Perücke vom Kopf riss. Die warf ich ihnen vor die Füße und drapierte mich mit ausgebreiteten Armen. Wir lachten alle lauthals. Ich hatte es geschafft, aus meiner körperlichen Nacktheit etwas Positives zu erschaffen und das Beste aus meiner körperlichen Situation zu machen.

Was Sie noch für ein gutes Körpergefühl tun können

■ Körperzeit

Nehmen Sie sich täglich Zeit für den eigenen Körper. Es muss nicht lange sein. Cremen Sie sich nach dem Duschen ein. Machen Sie morgens fünf Minuten Ihre Lieblingsübungen aus der Gymnastik- oder Yogastunde. Bauen Sie jeden Tag Übungen für Ihren Körper oder zur Entspannung ein. Damit verbessern Sie Ihr Körpergefühl und Ihre Körperwahrnehmung und beginnen so, wieder Freude an Ihrem Körper zu finden.

■ Ritualisieren Sie Ihre Übungen

Übungen zur immer gleichen Tageszeit, zum gleichen Wochentag oder in der gleichen Abfolge zu absolvieren verleiht den Übungen weitere Intensität: Sie spüren Ihren Körper jedes Mal neu, obwohl Sie offensichtlich die gleichen Yogastellungen wie letzte Woche trainieren. Damit schulen Sie Ihre Wahrnehmungsfähigkeit für Ihre körperlichen Veränderungen. Ein gutes Körpergefühl zu haben heißt, zu spüren, was Ihnen fehlt und was Sie für Ihre Selbstheilung benötigen. Wenn Sie regelmäßig Sport treiben, wird es für Sie irgendwann zu einem Bedürfnis und Sie werden den Sport nicht mehr missen wollen.

■ Entspannung

Genauso wichtig wie Bewegung ist Entspannung. Ein Fernsehabend ist keine wirkliche Entspannung. Finden Sie stattdessen Übungen und Techniken, die Ihnen dabei helfen. Schalten Sie eine Entspannungsmusik ein und legen Sie sich in die Rückenentspannungslage (siehe Seite 136). Probieren Sie progressive Muskelentspannung oder Meditation aus. Suchen Sie unter der Vielzahl der Angebote so lange, bis Sie die passende Methode für sich gefunden haben. Wichtig ist, dass Sie es gerne tun, die Technik einfach ist und Sie diese zu Hause alleine praktizieren können.

■ Tanzen
Sehr oft sagen mir Frauen, sie würden gerne mal wieder tanzen gehen, wissen jedoch nicht, wohin. Tun Sie es einfach zu Hause. Legen Sie Ihr Lieblingsstück auf oder drehen Sie das Radio etwas lauter und tanzen Sie durch die Wohnung.

Tipp:
»I will survive« von Gloria Gaynor ist ein wunderbarer Überlebens-Song für Krebspatientinnen, fördert die Lebenslust und sorgt für gute Laune.

■ Lichtkugel
Legen Sie sich mit dem Rücken auf den Boden (Teppich, Decke, Matte) und spreizen Sie Beine und Arme. Schließen Sie die Augen. Suchen Sie sich nun eine Farbe aus und fantasieren Sie dazu eine Lichtkugel, die diese Farbe hell ausstrahlt. Vor Ihrem inneren Auge wandert die Kugel vom Kopf beginnend ganz langsam Ihren gesamten Körper entlang und berührt Sie mit dem farbigen und heilenden Licht. Diese Übung können Sie auch im Sitzen in einem Wartezimmer machen.

Die Natur als Freundin

Betreten Sie einen Wald, laufen Sie auf einer Wiese, hören Sie einem Fluss zu, berühren Sie einen Stein und spüren Sie, wie sich Ihre innere Haltung und Ihre Wahrnehmung verändern. Bäume, Wälder, Steine, Tiere, Flüsse, Seen stehen Ihnen immer als Kraftquelle zur Verfügung – egal, wie das Wetter ist und die allgemeine Weltlage. Die Natur bleibt in Ihrem Rhythmus und erledigt ihre Aufgabe: Sie blüht im Frühling, spendet Schatten im Sommer, leuchtet bunt im Herbst und schläft im Winter. Dies hat mich schon als Kind fasziniert und tut es heute noch. Die Freundschaft mit der Natur, mit liebgewonnenen Plätzen in der Natur, mit einzelnen Bäumen, Steinen oder Flüssen, kann Ihnen eine Art spirituelles Vertrauen in Ihr Leben mit Krebs und die damit verbundenen Veränderungen geben. Stärken Sie Ihre Verbindung zur Natur und pflegen Sie eine Freundschaft mit ihr.

Strategien, um sich mit der Natur zu verbinden:

Das Innere spüren

Laufen Sie im Wald umher, bis Sie Ihre Sorgen, Ihre nagenden Gedanken und negativen Gefühle los sind. Stellen Sie sich vor, wie Sie mit jedem Schritt eine Sorge durch die Sohle Ihres Schuhs hindurch an den Waldboden abgeben. Hinter Ihnen bleiben Ihre Nöte und Ängste. Laufen Sie so lange aus Ihrer Gedanken- und Sorgenspirale heraus, bis Sie sich mit frischer Energie aufgeladen fühlen und Ihr Inneres wieder spüren.

Die Natur relativiert Ihre Situation

Frische Luft atmen, die Sonne auf der Haut spüren, barfuss auf der Erde laufen, den Duft des Waldes riechen, die Bäume umarmen oder dem Wasser eines Flusses lauschen, all das erinnert Sie daran, dass Sie nur ein winziges Teilchen im Universum sind. Die Natur bleibt, wir sind nur Besucher auf der Erde. Unser Körper ist nur für dieses eine Leben gedacht. Er hat nur eine bestimmte Lebensdauer und verändert sich im Laufe des Lebens. Dieses Wissen relativiert Ihre Situation.

Tipp:
Schlafen Sie einmal unter freiem Himmel. Machen Sie mit guten Freundinnen und Freunden einen Ausflug an einen schönen Ort in der Natur, an einen See oder in die Berge, und übernachten Sie draußen. Am bestem im Sommer, bei vorhersehbar gutem Wetter. Genießen Sie diese besondere Erfahrung, auf Mutter Erde und unter dem Sternenhimmel einzuschlafen und wieder aufzuwachen.

Ihr persönlicher Kraftort

Haben Sie einen Lieblingsort? Einen Platz aus Ihrem letzten Urlaub? Einen Ort, der Ihnen immer wieder einfällt? Einen Weg, den Sie immer wieder laufen? Eine Lichtung im Wald, die Sie immer wieder besuchen? Orte in der Natur können Halt und Geborgenheit geben. Auch wenn Sie sich nur in der Fantasie an Ihren Kraftort begeben können, weil Sie gerade nicht so beweglich sind, können Sie sich dort Mut und Zuversicht holen. Bei schwierigen, anstrengenden oder lang andauernden Behandlungen, Infusionen und Terminen helfen Kraftorte. Deren positive Ausstrahlung können Sie als innere Zuflucht nutzen, um sich zu beruhigen, gelassen zu werden, eine schwierige Situation zu überstehen und wieder zu vertrauen.

Tipp:
Suchen Sie sich einen persönlichen Kraftort in der Nähe Ihres Wohnortes und pflegen Sie einen intensiven Kontakt zu diesem Ort. Sie können dorthin gehen, um zu beten, zu bitten, zu weinen, sich zu freuen, eine Kerze anzuzünden oder Tagebuch zu schreiben. Verbinden Sie mit Ihrem Ort stärkende Rituale, die Ihnen Kraft geben, auch wenn Sie ihn nur in Ihrer Fantasie besuchen. Kraftorte sind häufig dort zu finden, wo Kapellen, Kirchen und Bänke stehen.

Die Kraft der Tiere

Haben Sie ein Lieblingstier? Steuern Sie in der Spielwarenabteilung immer wieder auf einen Elefanten, Elch oder Bär zu? Gefallen Ihnen immer wieder die gleichen Tiere wegen bestimmter Verhaltensweisen und Charaktereigenschaften? Der Löwe, weil er lauthals brüllen kann, der Elefant, weil er eine dicke Haut hat, oder Zugvögel, weil sie wegfliegen können, wenn es kalt wird. Beobachten Sie Ihr Lieblingstier, lesen Sie darüber, schauen Sie sich Tierfilme an, gehen Sie in den Zoo oder in die Natur und lernen Sie von den Tieren. Jedes Tier hat eine besondere Kraft, die wir auch in unserem Leben einsetzen können. Schauen Sie sich von Ihrem Lieblingstier die beste Eigenschaft ab und nutzen Sie die Überlebensstrategie Ihres Tieres in schwierigen Situationen.

Tipp:
Das Oppossum stellt sich tot, wenn Gefahr droht. Diese Kraft des Oppossums habe ich während meiner Bestrahlungstermine angewandt und mir vorgestellt, wie ich zwar körperlich anwesend bin, mich aber innerlich tot stelle, damit ich die Zeit im Strahlenbunker seelisch unbeschadet überstehe. Die Vorstellung hat mir geholfen, mich emotional zu schützen und trotzdem die Therapie zu absolvieren.

Was Sie noch in der Natur tun können

- Einen Baum umarmen

Haben Sie schon mal einen Baum umarmt? Suchen Sie sich einen Baum aus, der Ihnen besonders auffällt oder den Sie mögen, und lehnen Sie sich an ihn, umarmen Sie ihn, fragen Sie ihn etwas, hören Sie ihm zu. Wenn Sie einmal angefangen haben, Bäume bewusst zu sehen, werden Sie viele einzigartige Exemplare auf Ihren Spaziergängen und Wanderungen entdecken. Denken Sie daran, Bäume sind immer da. Sie können sich immer an sie anlehnen und Ihre Kraft spüren. Vielleicht bekommen Sie auch Antworten von Ihrem Lieblingsbaum, wenn Sie ihn oft genug besuchen.

■ Flussmeditation
Setzen Sie sich an einen Bach oder einen Fluss und schauen Sie dem Wasser zu, wie es vorbeifließt. Wasser ist ständig in Bewegung. Es passt sich an, umfließt alle Hindernisse und verbindet sich danach wieder. Es geht seinen Weg beständig weiter. Erzählen Sie dem Wasser alles über Ihre Situation, Ihre Sorgen, Gedanken und Gefühle. Jedes ausgesprochene Wort übergeben Sie dem Wasser. Ihre Sorgen und Ängste gehen unter, verteilen sich, werden gereinigt und verwandelt.

■ Himmelsmeditation
Legen Sie sich auf eine Wiese und schauen Sie in den Himmel. Atmen Sie tief ein und aus und entspannen Sie sich. Schauen Sie den Wolken zu, wie sie am Himmel stehen oder weiterziehen. Schauen Sie in die Unendlichkeit des Himmels. Genießen Sie die Leere und die Weite. Welch ein Glück!

■ Warten auf die Sonne
Stehen Sie vor Sonnenaufgang auf, suchen Sie sich einen vertrauten Platz in der Natur und warten Sie auf die Sonne. Einen Sonnenaufgang zu erleben ist etwas Besonderes und macht uns bewusst, dass jeder neue Tag einen Neuanfang ermöglicht und wir jeden Tag eine neue Chance bekommen.

■ Meeresmeditation
Haben Sie schon mal bemerkt, wie entspannt Sie aus Urlauben zurückkehren, die Sie am Meer verbracht haben? Diese reinigende Wirkung und entspannende Energie bekommen wir nur vom Meer geschenkt. Das Salzwasser

reinigt uns, die Wellen halten uns und das Glitzern verzaubert uns. Wenn Sie die Gelegenheit haben, ans Meer zu fahren, tun Sie es! Gehen Sie baden, tauchen Sie unter und lassen Sie sich vom Meer reinigen. Sie können sich auch einfach nur ans Meer setzen und auf das Meer hinaus schauen. Sie brauchen nichts weiter zu tun, als sich selbst wahrzunehmen und zu beobachten. Was sehen Sie? Was hören Sie? Welche Gedanken und Gefühle tauchen auf? Wie fühlen Sie sich hier und jetzt am Meer? Genießen Sie das Meer!

■ Mutter Erde danken
Setzen Sie sich auf eine Wiese und bedanken Sie sich bei Mutter Erde für ihre Geschenke: die Nahrung, das Geborgensein, das Getragensein, den Schutz, die Tiere, die Jahreszeiten und die Lebenszyklen von der Geburt bis zum Tod. Sprechen Sie mit Mutter Erde und stärken Sie Ihre Verbindung zur Natur. Das gibt Vertrauen für schwierige Zeiten.

Zusammen tanzen

Jetzt ist es wichtig, sich ein Netzwerk an Helferinnen und Helfern aufzubauen. Die Schwester, die für Sie einkauft. Ihr Mann, der Ihnen Sicherheit gibt. Ihre Kinder, die Sie mit Ihrer Unbeschwertheit immer wieder zum Lachen bringen. Eine Heilpraktikerin, die Ihnen hilft, die Nebenwirkungen der Therapien zu lindern. Ein Psychotherapeut oder Psychoonkologe, der Sie beim Umgang mit Ängsten und deren emotionaler Verarbeitung unterstützt. Ihre Freundin, die Ihnen immer wieder Mut macht und Sie tröstet, wenn Sie traurig und verzweifelt sind. Bekannte, die Sie mit Kinobesuchen oder Shopping-Streifzügen ablenken. Ihre Nachbarin, die Ihre Post annimmt. Und so weiter und so weiter. Die Herausforderungen in der Zeit einer Krebsdiagnose, deren Behandlung und emotionale Aufgaben sollten sich auf möglichst viele Schultern verteilen. Es kann auch passieren, dass Sie in dieser Zeit die Erfahrung machen, dass sich Menschen von ihnen abwenden, da sie mit dem Thema Krebs überfordert sind und damit nichts zu tun haben wollen. Vielleicht trennen auch Sie sich von manchen Menschen, weil diese Sie eher belasten als entlasten. Das ist normal. Nicht jeder ist bereit und in der Lage, die neue Situation mitzutragen. Lassen Sie sich nicht verunsichern, es kommen auch neue hinzu. Suchen Sie sich mehrere Menschen, die Ihnen guttun und für Sie da sind, damit Sie je nach Stimmung oder Bedarf jemanden haben, der für Sie hilfreich ist. So wie Sie wegen unterschiedlicher Symptome zu verschiedenen Fachärztinnen und -ärzten gehen – nur ohne Überweisungsschein.

Strategien, um sich verbunden zu fühlen:

Sprechen Sie darüber

Isolieren Sie sich nicht und machen Sie nicht alles mit sich allein aus. Das ist vielleicht Ihr altes Verhaltensmuster. Sprechen Sie nun so offen wie möglich mit Ihren Verbündeten oder überhaupt mit anderen Menschen über Ihre Ängste und Befürchtungen. Tabus und Schweigezonen helfen jetzt nicht weiter. Krebs ist heute kein Tabu mehr. Sie werden die Erfahrung machen, dass plötzlich viele Menschen in Ihrer Umgebung auch damit herausrücken und von ihren Lebenserfahrungen mit Krebs erzählen, sei es als Betroffene oder Angehörige. Darüber sprechen schafft Nähe zu anderen. Sie sind oft genug allein – im Wartezimmer, vor dem Schlafengehen, im Krankenzimmer – um im Kopf auf einen Horrortrip zu geraten. Führen Sie Gespräche mit Ihrem Partner, Ihrer Familie und mit Ihren Freundinnen und Freunden. Teilen Sie Ihre Gefühle und Gedanken mit und verteilen Sie Ihre Sorgen auf mehrere Schultern.

Die Situation Krebs können Sie nicht mit sich allein ausmachen. Das macht krank. Das überfordert sie. Kann sein, dass das schon der erste Schritt zu Heilung ist, zu der sie der Krebs zwingt: sich mitteilen, sich helfen und sich unterstützen lassen. Sie haben jetzt allen Grund dazu.

Sie sind nicht die Einzige

Öffnen Sie sich für den Austausch mit anderen von Krebs Betroffenen. Besuchen Sie eine professionell geleitete Gesprächsgruppe, nutzen Sie die Angebote speziell für Frauen, schließen Sie sich einer Selbsthilfegruppe zu Ihrer Krebsart an oder Ihrem Alter entsprechend. Achten Sie darauf, die richtige Gruppe zu finden, und prüfen Sie genau, ob Sie sich eher in einer Selbsthilfegruppe ohne professionelle Moderation wohlfühlen oder sich auf eine Fachfrau in der Leitung der Gruppe verlassen möchten. Das Gemeinsamkeitsgefühl und der Austausch in der Gruppe über ähnliche Erfahrungen und Gefühle vermitteln Ihnen Geborgenheit. Schaffen Sie sich eine Insel mit Gleichgesinnten, auf der Sie die Erfahrung machen, dass alles, was Sie erleben, ausgesprochen werden kann und von anderen Menschen gehört und mitgetragen wird. Dies können Sie von den gesunden Menschen in Ihrer Umgebung nicht immer erwarten. Sie sind ihnen einfach eine Erfahrung voraus. Zu wissen, nicht die Einzige zu sein, kann beruhigen. Im Kreis betroffener Frauen finden Sie neue Freundinnen und erleben ein tiefes Gefühl von gegenseitigem Verständnis. Gemeinsam sind Sie nicht einsam! Beim Lachen und beim Weinen.

Professionelle Beratung und Therapie

Das vielfältige Beratungsangebot für Krebspatientinnen recherchieren Sie am besten im Internet oder in Büchern zum Thema Krebs. In den letzten Jahren waren Frauen mit (Brust-)Krebs Vorreiterinnen, wenn es darum ging, sich mit der eigenen Krebserkrankung auseinanderzusetzen, als mündige Patientin im medizinischen Alltag ernst genommen zu werden und selbstbestimmt die Lebenskrise Krebs zu meistern. Hierdurch wurde ein differenziertes Angebot für Frauen mit Krebs initiiert, von Forschungsvorhaben, Nachsorgestudien, Qualitätskriterien für Mammografie, Mammografie-Screenings, Tumorforschung, Kunstprojekten, Sorgentelefonen bis zu Initiativen für Kinder von betroffenen Frauen und Beratungs- und Gruppenangeboten. Profitieren Sie davon.

Sie können verschiedene Therapeutinnen und Therapierichtungen ausprobieren, bevor Sie sich entscheiden: Tanz-, Gestalt-, Poesie-, Gesprächs-, Körper-, Verhaltens- und Kunsttherapie sind einige Beispiele. Erkundigen Sie sich bei Ihrer Krankenkasse, welche Therapeuten und Therapien bezahlt werden. Die Psychoonkologie ist eine spezielle Therapieform für von Krebs betroffene Menschen. Während einer stationären Nachsorge haben Sie die Möglichkeit, verschiedene therapeutische Angebote zu testen. Ist es eher die Gesprächstherapie oder möchten Sie aktiv durch Malen, Tanzen, Singen, Schreiben Ihre Sorgen und Gefühle ausdrücken? Bevorzugen Sie eine Einzeltherapie oder genießen Sie die Dynamik in einer Gruppe? Finden Sie heraus, welche Therapie Ihnen bei der seelischen und geistigen Bewältigung helfen kann und Ihnen Spaß macht.

Sport-, Bewegungs- und Entspannungsangebote für Frauen mit Krebs sind ebenso zahlreich vertreten: Yoga, Brustgymnastik, Walking, Nordic-Walking, Aqua Fitness, Entspannungstechniken, Visualisierungen und vieles mehr. In Probestunden können Sie herausfinden, welches Angebot das Richtige für Sie ist. Achten Sie auf die Atmosphäre, die Kursleitung und die Teilnehmeranzahl. Alles was Sie tun, sollte Ihnen leichtfallen und Freude bereiten.

Für andere da sein

Umgekehrt kann es Sie erfüllen, für andere da zu sein. Momentan können Sie körperlich keine großen Sprünge machen und Freunden eher nicht beim Umzug helfen. Kleine Gesten der Nächstenliebe wie eine Aufmunterungspostkarte an eine Freundin, die Trost benötigt, oder einfach nur zuhören sind jedoch immer möglich und können Ihnen das Gefühl geben, gebraucht zu werden. Zuhören kostet lediglich Zeit und kann Ihnen viel zurückgeben. Verlieren Sie dabei Ihre Grenzen nicht aus den Augen und haushalten Sie mit Ihrer Energie und Ihren Ressourcen. Sie sollten nicht für andere da sein, nur um damit von sich selbst abzulenken. Seien Sie von Herzen für andere da!

Was Sie noch zusammen tun können

■ Lassen Sie sich begleiten
Sie sind stark und können vieles alleine schaffen. Das haben Sie oft bewiesen. Doch nun ist es an der Zeit, dass Sie sich begleiten lassen. Die Vielzahl von schwierigen Terminen, Ergebnisse von Untersuchungen und Mitteilungen von Befunden können traumatisch sein. Nehmen Sie jemanden mit zu wichtigen Arztgesprächen und wenn Sie Ergebnisse und Befunde erhalten. Eine vertraute oder geliebte Person an der Seite zu haben erleichtert den Umgang mit dem Schock, wenn es keine schönen Nachrichten sind, und teilt die Freude, wenn wieder mal alles gut ausgegangen ist.

■ Bitten Sie um konkrete Hilfe
Geben Sie Ihren Familienmitgliedern, Angehörigen, Freunden und Bekannten konkrete Aufgaben und Arbeitsaufträge, die sie für Sie erledigen können. Das entlastet Sie und gibt Ihren Helferinnen und Helfern das Gefühl, nützlich zu sein. Diese sind froh, endlich etwas Handfestes für Sie tun zu können und nicht nur hilflos neben Ihnen zu sitzen und zu

erleben, wie schlecht es Ihnen geht. Scheuen Sie sich nicht, Hilfe anzunehmen, wenn Ihnen jemand diese anbietet. Die Menschen möchten etwas tun und bieten es deshalb an – Sie würden das Gleiche für sie tun. Denken Sie dabei auch an die alltäglichen Kleinigkeiten, wie Müll runterbringen, Wohnung putzen, Auto waschen, einkaufen, Kuchen backen und kleine Erledigungen. Je konkreter, desto besser.

■ Bitten Sie um Zuwendung

Dies können Sie durch Ihre Krebserkrankung lernen, gerade wenn Sie sonst immer für die anderen da sind. Bitten Sie um Trost, um eine Berührung, um eine Massage, um ein Gespräch, einen Spaziergang oder eine Umarmung. Nehmen Sie sich und Ihre emotionalen Bedürfnisse ebenso ernst wie die materiellen. Sprechen Sie aus, was Sie sich von anderen wünschen, und bitten Sie darum. Wenn Sie darauf achten, dass Ihre Seele gut versorgt ist, sorgen Sie gut für Ihren Körper und Ihren Geist. Einer ganzheitlichen Heilung steht dann nichts mehr im Weg.

■ Gemeinsame Rituale

Fragen Sie Freundinnen und Freunde, Angehörige und Familienmitglieder, ob sie Ihre Lieblingsrituale mit Ihnen durchführen. Das gemeinsame Erleben der Lebenslust-Übungen – nicht nur der schwierigen Situationen und Gefühle – stärkt das Gefühl der Verbundenheit. Sie können sich auch gemeinsam neue Rituale ausdenken. Das schweißt zusammen und bringt Ihnen gemeinsam Lebenslust. Auch in schwierigen Zeiten zusammen zu tanzen hilft Ihnen, wieder gesund zu werden.

■ Feiern Sie Therapieabschlüsse

Feiern Sie überstandene Therapien wie Bestrahlung, Chemotherapie, Hormontherapie, Operationen oder welche Meilensteine auch immer Sie in Ihrer Krebsbehandlung erreichen. Feiern Sie Ihre Ausdauer, Ihr Stehvermögen, loben Sie sich, bedanken Sie sich bei ihrem Körper und bei Ihren Freunden, Ihrer Familie, bei Angehörigen, Ärztinnen und Ärzten sowie Beratern und Therapeutinnen mit einem Fest. Als Abschlussritual können Sie gemeinsam um ein Feuer sitzen (oder um eine Kerze, wenn es drinnen ist) und sich die lustigen und traurigen Geschichten der letzten Wochen oder Monate erzählen. Sie können sich bei allen Beteiligten für ihre Unterstützung bedanken, indem Sie kleine Dankeskärtchen schreiben und auf den Tisch legen. Das Fest zeigt Ihnen, dass Sie einen weiteren Schritt in Richtung Gesundung geschafft haben. Das macht Spaß und bestärkt Sie für das, was noch vor Ihnen liegt.

Veränderungen begrüßen

In der Zeit der Krebserkrankung und -behandlung stehen Ihnen einige Veränderungen bevor. Neben den körperlichen Veränderungen ändern sich auch Ihre Werte und Prioritäten, Ihre Freundschaften und Beziehungen, Ihre finanziellen Rahmenbedingungen. Vielleicht sind Sie plötzlich sogar schwerbehindert.

Versuchen Sie, in freudiger Erwartung auf die anstehenden Veränderungen zuzugehen, so wie Sie in der Silvesternacht neugierig, gespannt, freudig das neue Jahr begrüßen. Am Anfang eines Jahres planen wir, wünschen wir, träumen wir und verfolgen Ziele. Ein Sprichwort sagt: »Wenn du Gott lachen hören willst, dann mach einen Plan«. Welcher Plan für uns vorgesehen ist oder ob unser Leben eine völlig andere Richtung nimmt, wissen wir erst am Ende des Jahres. Dann blicken wir zurück und erkennen vielleicht einen Sinn in den Entwicklungen. Manchmal verabschieden wir uns dann von dem einen oder anderen Traum und von eigenen Erwartungen. Wir heißen Neues und Unvorhergesehenes willkommen und erkennen, dass dies genau das Richtige war.

Das Leben »dazwischen« zu leben, zwischen Plan und Geschehenlassen, ist die wahre Kunst. Das Leben, das stattfindet, während wir träumen, erwarten, wünschen und planen. Veränderungen begrüßen heißt auch, sich auf Wellen, Stromschnellen, Wasserfälle, Hindernisse zu freuen, um sie dann gekonnt zu meistern, zu umschiffen und zu integrieren. So können wir auch mit den Veränderungen umgehen, die durch die Erkrankung Krebs eintreten: Wir können planen, erwarten, hoffen, wünschen, träumen und gleichzeitig geschehen lassen. Lassen Sie sich überraschen, welche Form Ihr Leben unter dem Stern Krebs annimmt.

Strategien für den Umgang mit Veränderungen:

Sie haben nichts zu verlieren

Das ist einer der besten Nebeneffekte Ihrer Situation. Außer Ihrem Leben haben Sie nichts zu verlieren. Hört sich vielleicht grausam an, ist jedoch letzten Endes der Erlaubnisschein, Veränderungen selbst herbeizuführen, anstatt ängstlich in der Ecke auf die Dämonen von außen zu warten, die auf Sie zusteuern. Die Grenzerfahrung der Krebsdiagnose kann Ihnen helfen, sich auf die Essenz Ihres Lebens zu konzentrieren. Denken Sie daran: Sie haben nichts zu verlieren.

Immer wenn Sie die Angst vor neuen Erfahrungen oder die Unsicherheit vor Veränderungen packt, erinnern Sie sich, dass Sie nichts zu verlieren haben, sondern nur gewinnen können. Veränderungen, die mit der Diagnose und Erkrankung einhergehen, fühlen sich häufig an wie ein Sprung in die Tiefe ohne Sicherheitsnetz. Für den Absprung ins Ungewisse benötigen Sie Mut und Vertrauen. Sie können den Boden noch nicht sehen. Das kann auch spannend sein. Denn irgendwann landen Sie wieder. Die Illusion vom perfekten unendlichen Leben haben Sie bereits verloren. Dies sollte Sie befreien und beflügeln zu springen. Vielleicht ist der Boden, auf dem Sie landen, das Paradies oder zumindest eine schöne Realität, die Sie sich oft genug vorgestellt haben. Ein Gewinn! Ein Geschenk! Ein Genuss! Wagen Sie es, Sie werden staunen!

Sie dürfen sich verändern

Sie sind nicht dazu da, die Erwartungen anderer zu erfüllen und deren Bedürfnisse zu befriedigen. Sie dürfen Ihr Verhalten, Ihre Gewohnheiten, Ihre Denkweisen, Ihre Meinung, Ihre Werte und Prinzipien jederzeit infrage stellen:

Was möchten Sie verändern?
Wo und wann möchten Sie sich anders verhalten?
Welche Gewohnheiten möchten Sie aufgeben?
Welche neuen Denkweisen ausprobieren?
Welche Werte stimmen seit der Krebsdiagnose nicht mehr?

Am besten, Sie beantworten diese Fragen schriftlich in Ihrem Tagebuch. Dann können Sie von Zeit zu Zeit überprüfen, welche Veränderungen Sie begonnen haben, welche vielleicht gar nicht mehr notwendig waren und welche noch anstehen. Überprüfen Sie Ihre Werte, Ihr Verhalten und Ihr Denken durch diesen Dialog mit sich selbst. Wenn nicht jetzt, wann dann? Ihr Leben beginnt jetzt. Sie haben es in der Hand!

Dinge, Menschen und Situationen dürfen sich ändern

Erlauben Sie Veränderungen in Ihrer Umgebung. Dazu gehören Familie, Angehörige, Job, Freundschaften, Partnerschaften, Nachbarschaften, Beziehungen zu Ärzten, Therapeuten, Freizeit und Ihre Hobbys. Halten Sie nichts mehr fest. Sie können sich zurücklehnen und die Dinge geschehen lassen. Sie müssen nicht mehr eingreifen, wenn sich die Welt wieder mal nicht so gestaltet, wie Sie es sich ausgedacht haben. Sie müssen nichts mehr kontrollieren, niemanden mehr umerziehen oder retten. Lachen Sie über Ihr Helfersyndrom und Ihre Rettungsversuche. Retten Sie zuerst sich selbst. Mehr ist nicht zu tun.

Auf neue Situationen bewusst zugehen

Wappnen Sie sich, wenn Sie auf neue Situationen zugehen. Denken Sie die neue Situation im Voraus durch, besprechen Sie Details und Eventualitäten, lassen Sie sich begleiten, nehmen Sie Schutzsymbole oder Kraftgegenstände mit und beten Sie für das Gelingen und Bestehen der Herausforderung. Gerade weil Sie nicht wissen, wie es sein wird, sollten Sie sich zumindest auf das vorbereiten, was Sie vorher wissen oder erahnen können. Dies dient auch zu Ihrer Beruhigung. Bewusst, aktiv und selbst gewählt auf neue Situationen zugehen, verleiht Ihnen Selbstbewusstsein. Wer einmal neue Situationen gemeistert hat, kann mit Stolz weitere Herausforderungen in Angriff nehmen. Sie bestimmen, welche Erfahrungen Sie machen möchten. Behalten Sie, soweit es geht, die Kontrolle und damit die Verantwortung für alles, was in Ihrem Leben geschieht, was Sie erfahren und erleben möchten. Bewusst auf Neues zugehen heißt, sich nicht auszuliefern, nicht überrollen und vereinnahmen zu lassen. Sondern es heißt, der neuen Situation ins Auge zu sehen, ihr die Stirn zu bieten und bereit zu sein, zu agieren und zu reagieren. Handeln Sie mit Stolz und Würde, entschieden und gelassen!

Sie müssen nicht

Bei allen anstehenden Veränderungen können Sie vorher prüfen, welchen Vorteil und Nutzen Sie davon haben werden. Im zweiten Schritt überlegen Sie, ob Sie die Veränderung ganz oder nur zum Teil wollen. Wenn ja, dann begrüßen Sie die Veränderung. Wenn teilweise, wählen Sie diesen Teil. Wenn nein, dann lassen Sie es. Sie müssen nicht!

Galgenhumor

Lassen Sie den Ernst des Lebens sausen, machen Sie das Beste aus Ihrer Situation und lachen Sie darüber. Das ist der Humor, der jetzt gerade nötig ist, um die auftauchenden Absurditäten zu ertragen. Machen Sie sich über all den Wahnsinn lustig, der Ihnen im Krankenhaus, in Arztpraxen, in Beratungsstellen oder mit Ihrer Krankenkasse, mit Freundinnen und Freunden, Angehörigen und am Arbeitsplatz tagtäglich begegnet. Schreiben Sie eine Abschiedsrede zu Ihrem nächsten Geburtstag. Machen Sie Witze über Ihre körperlichen Symptome und über Ihren Tod. Galgenhumor ist eine hilfreiche Strategie, um sich Distanz zu den Ereignissen zu verschaffen. Das entlastet, ist kreativ und kann ein Ventil sein, mit der schwierigen Situation fertig zu werden. Lachen ist gesund und fördert Ihre Selbstheilungskräfte.

Was Sie noch bei Veränderungen tun können

- Dankbar sein

Neues begrüßen beginnt damit, das Alte zu verabschieden und dafür zu danken. Bedanken Sie sich bei Ihrem bisherigen Leben, bei Ihnen selbst, bei Ihrem Körper und bei allen, die Sie unterstützt und begleitet haben. Sagen Sie es den anderen Menschen. Schreiben Sie sich selbst eine Postkarte und bedanken Sie sich. Dies stärkt Sie für die Zukunft und Sie wissen, auf wen und worauf Sie sich bei sich selbst verlassen können.

- Neues wagen

Veränderungen können verunsichern, weil sie zu schnell gehen oder zu früh kommen. Um diese Phase aktiv zu gestalten, suchen Sie sich selbst etwas Neues aus: ein neues

Hobby, eine neue Sportart, eine neue Entspannungstechnik, etwas für Ihre Seele, etwas für Ihre Beziehungen, für Ihre musische Seite, für Ihre künstlerische Ader. Verändern Sie selbst aktiv Ihr Leben, dann haben Sie weniger das Gefühl, Sie seien das Opfer von äußeren Veränderungen.

▪ Altes loslassen – Neues einladen

Nehmen Sie ein Blatt Papier und teilen Sie es in zwei Spalten. Über die eine schreiben Sie »Altes« und notieren dort, was Sie nicht mehr benötigen und was Sie loslassen möchten. In die andere schreiben Sie »Neues« und alles, was Sie erleben möchten und sich wünschen. Lassen Sie sich Zeit und überlegen Sie genau, was »Neues« auf Sie zukommen soll. Seien Sie nicht überrascht, wenn es in Erfüllung geht. Sie haben es sich gewünscht. Wenn Sie mit den Listen fertig sind, teilen Sie das Blatt in der Mitte. Den alten Teil falten Sie zusammen und verbrennen ihn oder übergeben ihn an einen Fluss. Den neuen Teil können Sie in Ihr Tagebuch einkleben.

▪ Das Leben vereinfachen

Veränderungen können Ihr Leben vereinfachen, erleichtern und befreien. Nutzen Sie diese Möglichkeit. Beantworten Sie dazu folgende Fragen, die Sie auf emotionale oder materielle Dinge beziehen können. Es ist einfacher, wenn Sie die Übung zunächst für die materiellen Dinge anwenden. Danach können Sie Ihre emotionale Seite vereinfachen:

Was brauche ich nicht mehr?
Was möchte ich loswerden?
Was ist mir zu viel?
Was behindert meine Freiheit?
Was ist mir zu kompliziert oder zu negativ?

Stellen Sie sich nun vor, wie Ihr Leben ohne diese Dinge aussieht. Malen Sie es sich so richtig in allen Details aus. Diese Fragen können Sie schriftlich beantworten oder nur in Ihrer Fantasie. Wählen Sie den für Sie wichtigsten Aspekt dieser Übung und treffen Sie eine Vereinbarung mit sich, wie und bis wann Sie Ihr Leben vereinfachen. Am Besten in einem Brief an sich selbst. Überprüfen Sie Ihre Vereinbarung zu einem festgelegten Zeitpunkt. Sie können eine Freundin bitten, Ihnen den Brief zu diesem Zeitpunkt zuzuschicken.

Wenn Sie sich von materiellen Dingen trennen wollen, tun Sie es sofort. Sie können die Sachen verschenken oder einem Sozialkaufhaus geben, wenn Sie es nicht übers Herz bringen, sie zu entsorgen.

■ Feuerritual

Nutzen Sie die Kraft des Feuers und übergeben Sie ihm Ihre Notizen, Listen oder Aufzeichnungen, um sich so von Altem zu verabschieden. Schauen Sie ins Feuer und genießen Sie die Wärme und die Energie. Erzählen Sie dem Feuer alles über Ihr bisheriges Leben und die Veränderungen, die nun anstehen. Sie können die Feuerenergie als Kraftquelle nutzen und ein paar Sprünge über das Feuer machen, wenn es klein genug ist. Stellen Sie sich dabei vor, wie Sie auf der anderen Seite in Ihrer Zukunft landen. Beobachten Sie, wie Sie sich fühlen, wenn Sie auf der anderen Seite landen. Trotz Ihrer Unsicherheit hatten Sie den Mut zu springen. Sie sind wieder gelandet. Trotz Ihrer Angst. Sie sind immer noch die Gleiche trotz des Sprungs ins Ungewisse. Sie können diese Erfahrung auf die bevorstehenden Veränderungen in Ihrem Leben übertragen und darauf vertrauen, dass Sie jede Situation überleben, meistern und immer wieder sicher landen werden.

■ Der alte Garten

Nehmen Sie ein Blatt Papier oder Ihr Tagebuch und schreiben Sie das Ende zu folgender Geschichte:

> Sie gehen an einem Sonntagnachmittag in Ihrer Stadt, Ihrem Ort spazieren. Sie entdecken einen alten eingezäun-

ten Garten, den Sie vorher noch nie gesehen haben. Das Tor steht offen, als wenn er Sie einladen wollte. Sie treten ein und sehen eine alte Villa am Ende des Weges inmitten des Gartens. Sie gehen den Weg entlang und Ihnen fällt auf, dass sich schon sehr lange niemand mehr um den alten Garten gekümmert hat. Die Wege sind zugewachsen und Pflanzen, Bäume und Sträucher verwildert. An der Villa angekommen sehen Sie auch hier die Tür einen Spalt breit offen stehen. Ein Sonnenstrahl fällt in den Türspalt und Sie werden neugierig, wie das Haus innen aussieht. Sie betreten die Villa und sehen sich die Räume an. Stellen Sie sich vor, der Garten, das Haus und das Grundstück gehören ab sofort Ihnen und Sie haben die Möglichkeit, es abreißen oder renovieren zu lassen. Alle Mittel stehen Ihnen zur Verfügung.

Was machen Sie? Wie geht die Geschichte des Gartens und der Villa weiter?

Fantasieren und träumen Sie das Ende der Geschichte. Vergleichen Sie das Ende der Geschichte mit den Veränderungen, die Sie sich für Ihr Leben wünschen. Gibt es Parallelen, die Sie sich für Ihr eigenes Leben wünschen?

Entscheidungen bringen Glück

Vielen fällt es schwer, sich zu entscheiden. Entscheiden bedeutet jedoch nur, damit aufzuhören, zwischen zwei oder mehreren Möglichkeiten zu pendeln und unnötig Energie zu verlieren. Sich für eine Sache zu entscheiden, bringt Klarheit, Erleichterung und bündelt Ihre Energie auf Ihr nächstes Vorhaben. Zum Glück haben Sie die Wahl der Entscheidung. Nutzen Sie diese. Egal worum es sich handelt. Auch auf die Gefahr einer Fehlentscheidung hin. Im schlimmsten Fall spüren Sie, dass es falsch war. Dann können Sie die Entscheidung ja wieder rückgängig machen. Lieber so, als wertvolle Lebenszeit zu vergeuden, weil Sie keine Entscheidung treffen. Wenn klar ist, wie es weitergeht, fließt Ihre Energie wieder. Ihr Glück hat freie Bahn, weil Sie eine Entscheidung getroffen haben.

Strategien für klare Entscheidungen:

Nehmen Sie sich Zeit

Standardisierte Therapien verlangen von Patientinnen oft die Einhaltung von Zeitplänen und bestimmten Therapieabläufen. Lassen Sie sich nicht unter Druck setzen. Nur weil die Schulmedizin Standardtherapien für alle Patientinnen vorgibt, heißt das noch lange nicht, dass dies für Sie die richtige Therapie und der richtige Zeitplan sind. Selbst bei einer lebensbedrohlichen Krankheit wie Krebs sind Sie nicht gleich morgen tot, wenn Sie heute eine Krebsdiagnose erhalten. Lassen Sie sich Zeit mit den anstehenden Entscheidungen, denn diese Entscheidungen können lebenswichtig sein. Alles ist jederzeit machbar und nachholbar. Nehmen Sie sich Zeit. Lassen Sie sich nicht unter Druck setzen. Meist haben diejenigen, die dies tun, Angst und drängen Sie deshalb zu einer Entscheidung. Das müssen Sie jedoch nicht übernehmen. Sie können Ihren eigenen Zeitplan festlegen. Sie entscheiden, wann Sie welche Entscheidung treffen, welche Zwischenschritte bis dahin notwendig sind und von welchen Faktoren Ihre Entscheidung abhängen wird. Bleiben Sie bei sich und achten Sie Ihr eigenes Tempo gegen Druck von außen und gleichzeitig mit Gelassenheit im Inneren.

Informieren Sie sich genau

Sie benötigen genaue Informationen, um richtige Entscheidungen treffen zu können. Es gibt unzählige Möglichkeiten der Informationsrecherche. Fragen Sie Gleichgesinnte, recherchieren Sie im Internet, rufen Sie bei Patienten-Hotlines an, lassen Sie sich professionell beraten und wenden Sie sich an Patientenorganisationen, Tumorzentren, Unikliniken und Therapieeinrichtungen. An der Klinik für Tumorbiologie in Freiburg gibt es die Beratungsstelle »Second Opinion«, bei der Sie eine zweite ärztliche Meinung hinsichtlich Krebsdiagnose und -therapie einholen können. Wenn es um Informationen und Aufklärung als Patientin geht, empfehle ich Selbsthilfevereine und Patienteninitiativen sowie Krebsgesellschaften, Krebsstiftungen und die Krebshilfe. Achten Sie bei der Informationsfülle darauf, dass Sie die Informationen auch verstehen. Liefern Sie sich nicht aus, nur weil Ihnen Ihr Arzt die medizinischen Begriffe nicht so erklärt, dass und bis Sie diese verstanden haben. Nutzen Sie Ihr Recht auf Aufklärung als Patientin, auf eine zweite ärztliche Meinung und auch Ihr Recht darauf, dass Sie Ihre Ärzte und Ärztinnen jederzeit wechseln können, wenn Sie mit ihrer Leistung und Beratung nicht zufrieden sind. Konkrete Adressen finden Sie im Anhang.

Tipp:
Legen Sie ein Therapiebuch, ein Frage- und Antwortbuch für Arzt- und Beratungstermine während Ihrer Krebsbehandlung an. Notieren Sie sich darin vor Arztbesuchen und wichtigen Terminen Ihre Fragen, dann vergessen Sie nichts, wenn Sie aufgeregt sind oder die Zeit mal wieder knapp bemessen ist. Nehmen Sie Ihr Therapiebuch mit zu allen Terminen und notieren Sie vor Ort die Antworten Ihrer Beraterinnen und Berater, der Ärztinnen und Ärzte. Dann können Sie zu Hause alles in Ruhe nachlesen und nachvollziehen. Das ist wichtig bei der Vielzahl der Entscheidungen, die jetzt anstehen. Das Buch dient auch dazu, den langen Zeitraum der Krebstherapien besser zu überblicken. Notieren Sie darin auch Ihre Symptome und Beschwerden sowie welche Medikamente und Lebens-

lust-Strategien Ihnen geholfen haben. Dann wissen Sie zum Beispiel beim nächsten Chemotherapiezyklus genau, was Ihnen letztes Mal gut getan hat.

Vertrauen Sie auf Ihr Bauchgefühl

Sagen Sie nicht mehr »Ich weiß es nicht«. Sie wissen viel mehr, als Sie sich eingestehen wollen. Wenn Sie ehrlich sind und die Verantwortung für Ihr Leben übernehmen, wissen Sie, welche Therapie die Richtige ist und Ihnen helfen wird. Lassen Sie sich nicht von Ihrer Umwelt verwirren. Sollten Sie es wirklich einmal nicht wissen, so können Sie zumindest so tun, als ob sie es wüssten. Auch so werden Sie die richtige Entscheidung treffen.

Was sagt Ihr gesunder Menschenverstand?

Wegen der vielen wissenschaftlichen, medizinischen und lateinischen Fachbegriffe ist es manchmal schwer, überhaupt zu verstehen, wie eine Krebstherapie funktioniert, wie sie wirkt, welche Nebenwirkungen zu erwarten sind und worauf Sie sich wirklich einlassen. Die meisten Ärztinnen und Ärzte, Krankenschwestern, Pflegerinnen, Arzthelferinnen, die davon sprechen, haben die Therapien selbst noch nicht durchleben müssen. Hören Sie deshalb auch auf Ihren gesunden Menschenverstand. Stellen Sie Ihre Fragen so lange, bis Sie verstanden haben, worum es geht, wie etwas abläuft und was der Nutzen sein soll. Auch wenn Ihnen Ihre Fragen naiv vorkommen, fragen Sie! Es geht schließlich um Sie und Ihr Leben! Wir leben in einer hoch technisierten Gesellschaft und deshalb ist auch die medizinische Versorgung hoch technisiert. Bedenken Sie dies bei Ihrer Entscheidungsfindung. Es geht der Schulmedizin und ihrem Therapieansatz in erster Linie um die Wiederherstellung der Symptomfreiheit und nicht um die Heilung von ursächlichen Zusammenhängen, die in Ihrem Körper Krebs ausgelöst haben. Vertrauen Sie also Ihrem gesunden Menschenverstand, falls Sie Bedenken bei der einen oder anderen Therapie haben. Nicht alles macht Sinn und hat Erfolg, nur weil es angeblich medizinisch oder wissenschaftlich begründet ist.

Zeit, Informationen, Ihr Bauchgefühl und Ihr gesunder Menschenverstand verhelfen Ihnen zu Klarheit. Treffen Sie erst dann Ihre Entscheidung.

Was Sie noch zur Entscheidungsfindung tun können

■ Eine Münze werfen

Einfach und wirkungsvoll: Stellen Sie Ihre Frage, bestimmen Sie, welche Seite der Münze JA bedeutet, und werfen Sie. Akzeptieren Sie das Ergebnis der Münze, ist die Sache entschieden. Falls Ihnen die Entscheidung nicht gefällt, ist es auch einfach: Sie machen das Gegenteil!

■ Entscheidungsliste

Sammeln Sie alle Plus- und Minuspunkte einer möglichen Entscheidung. Notieren Sie diese auf einem Blatt Papier und vervollständigen Sie die Liste so lange, bis Ihnen wirklich kein Für und kein Wider mehr einfällt. Schauen Sie so lange auf die Liste, bis Ihnen klar wird, welche Seite Ihnen besser gefällt und wo Sie sich mehr hingezogen fühlen. Dieser Prozess kann mehrere Tage dauern. Irgendwann kommt für Sie der Zeitpunkt, und Sie treffen eine klare Entscheidung!

■ Abwarten und Tee trinken

Es ist Ihr gutes Recht, Entscheidungen auch auszusitzen. Natürlich nur, wenn es dabei ausschließlich um Sie geht. Und darum geht es meist bei einer Krebserkrankung. Übernehmen Sie auch für die Folgen des Aussitzens die volle Verantwortung. Manchmal ist es sogar notwendig abzuwarten, bis Sie einen Impuls in sich spüren und danach handeln können. Egal wie lange es dauert, bis Sie den

Impuls wahrnehmen. Dann ist die Entscheidung in Ihnen gereift. Gut so!

■ Außenansicht

Betrachten Sie Ihre Situation einmal von außen. Was würden Sie als Unbeteiligte zu Ihrer Situation sagen? Zu welcher Entscheidung würden Sie als Außenstehende raten? Was würden Sie einer Freundin in Ihrer Lage raten? Manchmal benötigt die Situation einen Perspektivenwechsel, um sich der eigenen Handlungsmöglichkeiten bewusst zu werden und so zu Klarheit über den nächsten Schritt zu kommen.

Träume und Ziele

Träumen können Sie immer und überall: im Wartezimmer, im Krankenhausbett, in der Straßenbahn, auf der Blumenwiese oder zu Hause. Träumen ist kostenlos, wunderschön und jetzt ganz wichtig. Graben Sie Ihre alten Träume, Ihre geheimen Wünsche und Ihre Kindheitsträume wieder aus. Was wollten Sie als Kind werden? Wovon haben Sie schon immer geträumt? Erlauben Sie sich auch, das zu benennen, was Sie bisher nicht mal zu träumen gewagt haben. In Ihren Träumen ist alles möglich. Was ist Ihr größter Traum? Alles, was Menschen jemals erreicht haben oder real werden ließen, begann mit einem Gedanken, einer Idee, einem Traum. Ihrer Fantasie sind keine Grenzen gesetzt. Träumen dürfen Sie alles! Die Zeit mit schönen Träumen zu verbringen kann jetzt genau das Richtige für Sie sein. Machen Sie es sich gemütlich und begeben Sie sich in Ihre Traumwelten, garnieren Sie diese mit angenehmen Gefühlen und wundervollen Landschaften. Träumen Sie sich selbst ins Paradies. Setzen Sie so den unangenehmen Terminen und Schreckenszeiten Ihre Fantasie entgegen. Das trägt zu Ihrer geistigen Heilung bei.

Ziele und neue Pläne sind jetzt ebenso wichtig. Erinnern Sie sich an Ihre Ziele vor der Krebsdiagnose. Was waren Ihre Pläne? Ihr privates Ziel? Ihr berufliches Ziel? Ihr Jahresziel? Ihr Lebensentwurf? Und wie sehen Ihre Ziele und Pläne heute aus? Was hat sich verändert? Wenn Sie sich mit neuen Plänen beschäftigen wollen, dann unterscheiden Sie:

persönliche Ziele für Körper – Seele – Geist
private Ziele
berufliche Ziele
Jahresziele
Lebensziele

Wenn Sie Ihre Ziele festlegen, dann stellen Sie sicher, dass es Ihre Ziele sind und nicht die Ihrer Familie, Ihrer Eltern, Ihres Partners oder Ihrer Freunde. Immer wieder leben Menschen den Traum anderer und nicht ihren eigenen. Wenn dem so ist, geben Sie das Ziel auf und suchen Sie sich ein eigenes, das Ihren wahren Wünschen und Vorstellungen entspricht. Sie leben ab sofort Ihr eigenes Leben, das verlangt der Krebs von Ihnen. Alles andere ist wenig sinnvoll. Ziele sind nicht starr, sondern sollten flexibel bleiben und sich stets an Ihre veränderte Lebenssituation anpassen. Auch auf die Gefahr hin, dass Ihre Umwelt Sie sprunghaft nennt. Es geht um Ihr Leben und Ihre Ziele!

Strategien, um neue Ziele zu finden und wieder ins Träumen zu kommen:

Traum und Realität

Mein größter Traum war ein kleines Hotel mit zehn Zimmern und ich stellte mir vor, wie ich abwechselnd jedes Zimmer in den unterschiedlichsten Farben, Stilen und Formen renovieren würde. Ich würde immer nur ein Zimmer renovieren und die anderen vermieten. Die Gäste wären eine bunte Mischung aus lustigen Senioren, ausgeflippten Individualisten, Familien mit Kindern und schrägen Künstlerinnen und Künstlern. Irgendwann fiel mir auf, dass ich meinen Traum schon lebe. Ich habe zwar kein Hotel. Doch ich gebe jedes Jahr neue Seminare, erfinde Rituale, Übungen und Strategien. Ich habe immer wieder neue Ideen für meine Lebenslust-Agentur. Die Lebenslust-Agentur ist mein »virtuelles« Hotel. Ich benötige kein Hotel mehr.

Was ist Ihr größter Traum, Ihr größter Wunsch? Ist er schon auf andere Weise in Ihrem Leben? Vergleichen Sie Ihren Traum mit Ihrer Realität. Vielleicht ist er schon längst realisierbar und das Einzige, was Sie hindert, ihn Wirklichkeit werden zu lassen, sind Ihre begrenzenden Gedanken und Vorstellungen. Lassen Sie die Begrenzungen los und nähern Sie sich Stück für Stück Ihrem Traum!

Ziele finden

Beginnen Sie mit einem Bereich Ihres Lebens und schreiben Sie Ihre Ziele dazu auf. Legen Sie einen Zeitraum fest, bis wann Sie Ihr Ziel erreichen wollen. Dies können Monats-, Jahres-, 5-Jahres-, 10-Jahres- oder Lebenszeiträume sein. Vielleicht liegt der Zeitpunkt an Ihrem nächsten runden Geburtstag. Schreiben Sie sich für jedes einzelne Ziel auf, was bis zu welchem Zeitpunkt wie sein soll. Je genauer Ihre Vorstellungen sind, desto mehr tun Sie dafür, dass Ihre Zukunft genau so wird. Beschreiben Sie nun die einzelnen Schritte, die Sie tun müssen, um Ihr Ziel erreichen zu können:

Wen benötigen Sie?
Welche Mittel benötigen Sie?
Was ist der erste Schritt?
Bis wann wollen Sie ihn erledigen?
Zweiter und dritter Schritt? Bis Wann?
Wann ist Ihr Ziel erreicht?

Suchen Sie sich erreichbare Ziele und planen Sie realistisch, damit Sie auch Erfolg haben. Überfordern Sie sich in Ihrer Situation nicht. Denken Sie an Ihre persönlichen Ressourcen wie Zeit, Geld und Ihre Gesundheit. Es geht darum, Ihr Leben in die Hand zu nehmen und Ihre Ziele verantwortlich und verantwortungsvoll Realität werden zu lassen. Zeiten von Überforderung, Anstrengung und Stress liegen hinter Ihnen. Eine neue Lebensqualität darf ab sofort im Mittelpunkt Ihrer Träume und Ziele stehen.

Ihr 90. Geburtstag

Schließen Sie die Augen und stellen Sie sich vor, Sie sitzen an einer großen Tafel und es findet zu Ihrem 90. Geburtstag eine große Feier für Sie statt. Es sind viele Gäste anwesend, die Ihnen persönlich gratulieren. Sie sind der Mittelpunkt des Festes. Vier Gäste werden über Sie und Ihr Leben, über das, was Sie in ihrem Leben erreicht haben, und über Ihre Stärken und Talente eine Rede halten. Die vier Festredner sind

jemand aus Ihrer Familie,
ein Freund bzw. eine Freundin,
ein Arbeitskollege oder eine Arbeitskollegin,
jemand aus der Stadt oder Gemeinde, in der Sie leben, zum Beispiel der Bürgermeister.

Viele Menschen schauen auf ihr Leben zurück und wünschen sich, sie hätten in ihrem Leben manches anders gemacht oder andere Prioritäten gesetzt. Mit dieser tollen Übung können Sie das vorwegnehmen. Beantworten Sie die folgenden Fragen schriftlich:

Was wollen Sie, dass die Festredner an Ihrem Geburtstag über Sie und über Ihr Leben sagen?
Was sollen andere von Ihnen denken, wenn Sie 90 Jahre alt sind?

Was würde Sie an Ihrem Lebensabend zufrieden machen?

Es geht um Ihre Wunschvorstellung und nicht darum, was Sie glauben, was andere momentan realistischerweise über Sie sagen werden. Daraus erkennen Sie Ihre Werte und Prioritäten und können Ihre Träume und Ziele ableiten. Fragen Sie sich, was Sie am Ende Ihres Lebens erreicht haben möchten. So stellen Sie die Weichen für Ihre persönliche Entwicklung und Ihre Lebensziele.

Werteliste

Wenn wir unsere Werte kennen, fällt es uns leichter, unsere Ziele zu finden. Sie können sich zum Beispiel vornehmen, hilfsbereit zu sein, indem Sie sich ehrenamtlich engagieren. Oder Sie haben herausgefunden, dass Ihnen berufliche Freiheit wichtig ist. Daraus können Sie entsprechende Ziele ableiten, die diese Werte unterstützen und fördern. Daher ist es wichtig, welche persönlichen Wertvorstellungen Sie haben. Sonst kann es passieren, dass Sie sich Ziele setzen, die dem zuwiderlaufen, was für Sie wirklich wichtig ist, und dass Sie sich selbst sabotieren.

Wählen Sie aus den folgenden Werten die fünf für Sie wichtigsten aus und bringen Sie diese in eine Rangfolge von eins bis fünf nach Ihren Prioritäten:

Mut, Ehrgeiz, Humor, Spontaneität, Zielstrebigkeit, Zuverlässigkeit, Ehrlichkeit, Vertrauen, Diplomatie, Respekt, Loyalität, Hilfsbereitschaft, Freundlichkeit, Teamgeist, Beziehungsorientierung, Familiensinn, Toleranz, Flexibilität, Lernbereitschaft, Optimismus.

Sollten Ihnen Begriffe fehlen, fügen Sie diese Ihrer Rangliste hinzu. Schreiben Sie Ihre fünf Begriffe auf kleine Kärtchen und pinnen Sie diese an einen Platz in Ihrer Wohnung. Sie können diese Werte auch mit den Festreden der vier Personen aus der Übung »Ihr 90. Geburtstag« vergleichen. Überprüfen Sie Ihre Werteliste von Zeit zu Zeit und fragen Sie sich, was Sie tun, um diese Werte zu leben. Werte können sich ändern. Werte dürfen sich ändern.

Traumarbeitsplatz

Wenn Sie sich beruflich verändern wollen und noch nicht genau wissen, was Sie machen möchten, nehmen Sie ein Blatt Papier und beantworten Sie folgende Fragen zu Ihrem Arbeitsplatz:

> Was will ich schon immer machen?
> Mit was möchte ich mich beschäftigen? Was sollen meine Aufgaben sein?
> Was kann ich gut? Was macht mir Spaß?
> Was mache ich ungern? Was kann ich nicht?
> Wie groß soll das Team sein, die Abteilung, die Firma?
> An welchem Ort möchte ich arbeiten? Drinnen oder draußen?
> Wie komme ich zur Arbeit?
> Wie sieht mein Arbeitsplatz konkret aus?
> Wie soll der Chef/die Chefin sein?
> Wie viel Geld will ich verdienen?
> Wie viele Tage/Stunden will ich arbeiten?
> Wie möchte ich in fünf und zehn Jahren arbeiten?

Erlauben Sie sich, beruflich an einen Neuanfang zu denken, und träumen Sie nicht nur von der Fortsetzung Ihres bisherigen beruflichen Weges. Träumen Sie sich Ihren Arbeitsplatz! Träume sind dazu da, sich selbst auf die Spur zu kommen und herauszufinden, in welche Richtung es gehen soll. Sie dienen nicht vorrangig dazu, in Erfüllung zu gehen. Was wäre unser Leben ohne unsere Träume? Diese Fragen ausführlich zu beantworten verhilft Ihnen zu Klarheit über Ihre beruflichen Wünsche und Vorstellungen und dazu, diese auch zu verwirklichen.

■ Verrückte Sachen machen

Alles ist erlaubt: Theater spielen, Geschichten erfinden, im Winter nachts schwimmen gehen, bei Vollmond auf einen Berg steigen, zwei verschiedene Socken tragen, Kinderspiele spielen, herumalbern, in einen Sexshop gehen, sich verkleiden, nackt putzen oder spontan verreisen. Verrücken Sie Ihre Grenzen, erweitern Sie den Rahmen, in dem Sie sich bewegen. Damit gewinnen Sie Freiheit für Ihre Träume und Ziele. Vergessen Sie alle Moral und Ihr schlechtes Gewissen. Das behindert Sie nur. Es muss ja nicht für immer sein, wenn es Ihnen schwerfällt, das Gewohnte zu verlassen. Probieren Sie das Neue und Verrückte einfach nur mal aus. Mehr nicht. Das Leben ist verrückt, die Krankheit Krebs ist es auch und die Folgen sowieso. Also können Sie genauso gut verrückt spielen und es sein. Alles, was Spaß macht und Lebensfreude bringt, ist erlaubt.

■ Traumstunde

Nehmen Sie sich jede Woche eine Stunde Zeit und träumen Sie. Wenn Sie sich einen neuen Partner wünschen, träumen Sie von ihm. Wie wird er aussehen? Was werden Sie unternehmen? Wie wird er Sie unterstützen? Welche Werte wird er haben? Wie sieht Ihr gemeinsames Leben aus? Wie fühlt es sich an, wenn er Sie berührt? Träumen Sie wie eine Prinzessin und machen Sie es sich zur Gewohnheit, sich Ihren Traum in allen Einzelheiten auszumalen – mit Farben, Gerüchen und Klängen. Üben Sie das Träumen. Damit es einen Platz in Ihrem Leben dafür gibt.

■ Kleine und große Wünsche

Wünschen dürfen Sie sich alles. Ob Ihre Wünsche in Erfüllung gehen, ist eine andere Frage. Wünschen Sie sich kleine und große Sachen. Schicken Sie Ihre Wünsche in Gedanken an das Universum, an das Christkind, an Gott oder die Göttin oder an was auch immer Sie glauben. Wenn es Ihnen schwerfällt, sich etwas zu wünschen, fangen Sie mit dem »Parkplatz wünschen« an. Wenn ich mit dem Auto an einen Ort fahre, an dem es wenige Parkplätze gibt, wünsche ich mir, dass direkt vor meinem Ziel ein Parkplatz frei ist. Es klappt fast immer und macht Spaß. Wünschen Sie sich was!

■ Wunsch- und Traumbuch
Schreiben Sie Ihre Wünsche und Träume regelmäßig auf. Nehmen Sie Ihre Träume und Wünsche genauso ernst wie schwierige Gefühle, Ängste und Traurigkeit. Nehmen Sie sich wöchentlich vor, Ihre Wünsche niederzuschreiben. Schreiben Sie alle Details auf, die für Sie wichtig sind. Sie können Ihre Träume auch in einem Bild malen oder eine Collage dazu machen und in das Wunsch- und Traumbuch einkleben.

■ Wunschrituale
Schreiben Sie Wunschzettelchen und hängen Sie Ihre Zettelchen an Luftballone. Gehen Sie damit auf einen Berg, auf eine Wiese oder an einen anderen schönen Platz und lassen Sie die Ballone fliegen. Bitten Sie dabei um die Erfüllung Ihrer Wünsche.

Sie können aus Ihren Wunschzetteln auch Schiffchen bauen und sie mit der Bitte um Erfüllung an einem Fluss aussetzen. Geben Sie Ihre Wunschbestellung ab und freuen Sie sich auf die Erfüllung!

Schluss-Tipp:

■ Lebenslust-Album
Legen Sie sich ein Album für Ihre Lebenslust, Lebensfreude, für die Leichtigkeit, für das Glück und die Sonnenseite des Lebens an. Formulieren Sie einen Ermunterungsbrief an sich selbst, wenn es Ihnen so richtig gut geht.

Schreiben Sie sich selbst eine Mut-mach-Geschichte, wenn Sie glücklich sind. Kleben Sie Fotos von heiteren Stunden in das Album. Bitten Sie Freundinnen und Freunde, eine literarische oder bildliche Ermunterung für Ihr Album beizutragen. Wie in früheren Zeiten, als wir unsere Schulkameraden baten, uns etwas in unser Poesie-Album zu schreiben. Sammeln Sie Momente der Lebenslust und Gründe für zufriedene und ausgeglichene Situationen und Gefühle für zukünftige schwierige Zeiten. Wenn es uns mies geht, schreiben wir oft seitenweise in unser Tagebuch. Deshalb lesen sich unsere Tagebücher oft wie die Drehbücher für Kinodramen. Meist erinnern wir uns nur nicht mehr daran, wie gut es uns gehen kann und wie fröhlich wir bald wieder sein werden. Denn das Stimmungsblatt wendet sich in einigen Stunden oder Tagen wieder. Das Lebenslust-Album wird Sie aufheitern, trösten, ermutigen und Sie an Ihre Lebenslust, Ihre Lebenslust-Helfer und Ihr persönliches Lebenslust-Prinzip erinnern.

Literatur und Buch-Tipps

Francia, Luisa: *Starke Medizin*, München: Verlag Frauenoffensive, 1. Auflage 1995

Katafiasz, Karen: *Vertraue Deiner Trauer*, Elfenhellfer Nr. 12, A-Gutenstein: Edition LebensTraum im Sequoyah Verlag, 3. Auflage 2003

Kübler-Ross, Elisabeth: *Über den Tod und das Leben danach*, Güllesheim: Verlag »Die Silberschnur« GmbH, 27. Auflage 2000

Kuby, Clemens: *Heilung – das Wunder in uns*, München: Kösel-Verlag, 4. Auflage 2006

Lorde, Audre: *Auf Leben und Tod. Krebstagebuch*, Frankfurt am Main: Fischer Taschenbuch Verlag GmbH, 2000

Riedel, Ingrid: *Farben. In Religion, Gesellschaft, Kunst und Psychotherapie,* Freiburg: Verlag Kreuz, 19. Auflage 2006

Sams, Jamie und Carson, David: *Karten der Kraft*, Aitrang: Windpferd Verlagsgesellschaft mbH, 8. Auflage 1997

Adressen

Deutschland:

Beratungsstelle Second Opinion
Ambulante Patientenberatung
Informationsdienst der Klinik für Tumorbiologie in Freiburg
79106 Freiburg, Breisacher Straße 117
Telefon: (0049) 0761 2 06 12 20 (oder Anrufbeantworter)
E-Mail: pdir@tumorbio.uni-freiburg.de

Bundesverband der Frauenselbsthilfe nach Krebs e.V.
»Haus der Krebs-Selbsthilfe«
53111 Bonn, Thomas-Mann-Straße 40
Telefon: (0049) 0228 33 88 94 00
E-Mail: kontakt@frauenselbsthilfe.de
www.frauenselbsthilfe.de

Deutsche Krebsgesellschaft e.V.
Beratungsstellen in allen Bundesländern, Hilfsfonds für Krebsbetroffene
10623 Berlin, TiergartenTower, Straße des 17. Juni 106–108
Telefon: (0049) 030 3 22 93 29 00
E-Mail: service@krebsgesellschaft.de
www.krebsgesellschaft.de

Deutsche Krebshilfe e.V.
Härtefonds für Krebsbetroffene
53113 Bonn, Buschstraße 32
Telefon: (0049) 0228 7 29 90 0
E-Mail: deutsche@krebshilfe.de
www.krebshilfe.de

Dr. Mildred Scheel Akademie für Forschung und Bildung GmbH
Seminare und Fortbildungen
50924 Köln, Kerpener Straße 62
Telefon: (0049) 0221 9 44 04 90
E-Mail: mildred-scheel-akademie@krebshilfe.de
www.krebshilfe.de

Flüsterpost e.V.
Unterstützung für Kinder krebskranker Eltern
55116 Mainz, Kaiserstraße 56
Telefon: (0049) 06131 5 54 87 98
E-Mail: info@kinder-krebskranker-eltern.de
www.kinder-krebskranker-eltern.de

Gesellschaft für Biologische Krebsabwehr (GfBK)
Information und Beratung
69115 Heidelberg ,Voßstraße 3
Telefon: (0049) 06221 13 80 20
E-Mail: information@biokrebs.de
www.biokrebs.de

Mamazone, Frauen und Forschung gegen Brustkrebs e.V.
Patientinnen-Initiative, Beratung, Information, Fortbildung
Jährlicher Kongress »Diplom-Patientin«
Projekte zu Forschung, Nachsorge und Studien
86153 Augsburg, Max-Hempel-Straße 3
Telefon: (0049) 0821 5 21 31 44
E-Mail info@mamzone.de
www.mamazone.de

Rexrodt von Fircks Stiftung für krebskranke Mütter und ihre Kinder
Projekt »gemeinsam gesund werden«
40880 Ratingen, Bendenkamp 98
Telefon: (0049) 02102 52 85 49
E-Mail: annette@rexrodt-von-fircks.de

Stiftung Leben mit Krebs
65185 Wiesbaden, Wilhelmstraße 14
Telefon: (0049) 0611 3 60 80 23
E-Mail: info@stiftung-leben-mit-krebs.de
www.stiftung-leben-mit-krebs.de

Susan G. KOMEN Deutschland e.V.
Verein für die Heilung von Brustkrebs
60528 Frankfurt am Main, Heinrich-Hoffmann-Straße 3
Telefon: (0049) 06967 86 53 80
E-Mail: info@komen.de
www.komen.de

Unabhängige Patientenberatung Deutschland –
UPD gemeinnützige GmbH
Beratungsstellen, Onlineberatung, telefonische Beratung,
Experten-Chat
10179 Berlin, Littenstraße 10
Telefon: (0049) 030 20 08 92 33
Bundesweit kostenfreie Rufnummer: 0800 0 11 77 22
Onlineberatung: info@upd-online.de
www.unabhaengige-patientenberatung.de

Österreich:

Österreichische Krebshilfe Dachverband
1010 Wien, Wolfengasse 4, Telefon: (0043) 01 7 96 64 50
E-Mail: service@krebshilfe.net
www.krebshilfe.net

Initiative »LEBEN MIT KREBS«
Organisationsbüro PR Susanne Havel
1010 Wien, Johannesgasse 20, Telefon: (0043) 01 7 10 55 01
E-Mail: office@pr-havel.at
www.leben-mit-krebs.at

Schweiz:

Krebsliga Schweiz
3001 Bern, Effingerstrasse 40, Telefon: (0041) 031 3 80 65 13
E-Mail: 100@krebsliga.ch
www.krebsliga.c
www.swisscancer.ch

Europa:

KID – Krebsinformationsdienst – Deutsches Krebsforschungszentrum
69120 Heidelberg, Im Neuenheimer Feld 280
Informationsdienst für krebsbezogene Anfragen:
Telefon aus Deutschland: 0800 4 20 30 40 (gebührenfrei)
Anfragen aus dem Ausland: 0049 6221 9 99 80 00 (Gebühren je nach Landestarif)
E-Mail: krebsinformationsdienst@dkfz.de
www.krebsinformationsdienst.de

Europa Donna – die europäische Föderation gegen Brustkrebs –
ist in 37 europäischen Staaten vertreten
www.europadonna.at

European Cancer Patient Coalition – ECPC
ECPC Head Office Attn. Michaela Geissler
85521 Riemerling, Am Rothenanger 1b, Germany
Telefon: (0049) 089 62 83 68 07
E-Mail: info@ecpc-online.org
www.ecpc-online.org

Danke

Ich bedanke mich herzlich bei Ulrike Bergmann (diemutmacherin.de) für ihre stete Ermutigung, ihre kreative Unterstützung und ihre wertvollen Korrekturen; bei der ABC-Medienagentur und Imke Rötger vom Kreuz Verlag für ihr Vertrauen und ihr Feedback; bei Hans Albrecht und seiner Klientin für die Veröffentlichung des Briefes; bei meinen Freundinnen und Freunden, meinen Eltern und meinen Lieblingsschwestern Martina und Susanne für ihre Liebe und Einzigartigkeit und bei Caroline für ihren Humor und ihre Lebensfreude.

Veranstaltungen

Die Autorin vermittelt das Lebenslust-Prinzip und die Lebenslust-Strategien in Vorträgen, Workshops und Seminaren. Die aktuellen Termine finden Sie auf www.lebenslustprinzip.de.
Veranstaltungsanfragen richten Sie bitte an:

Andrea Länger
Lebenslustagentur
86152 Augsburg, Georg-Brach-Straße 3
Telefon (0049) 0821 5 67 04 30
Fax (0049) 0821 3 19 53 32
E-Mail: al@lebenslustagentur.de
www.lebenslustprinzip.de